全科医生
话你知

王健 著

对民众而言，
最需要的往往是预防疾病的知识。

文汇出版社

目录

序 / 杨秉辉 …… ○○I

前言：看病应该先找全科医生 …… ○○3

预防篇

检验报告有异常，不用过度紧张 …………… ○○3

体检发现肝囊肿要紧吗？ ……………… ○○5

体检发现肝血管瘤会有什么后果？ ………… ○○7

体检发现甲状腺结节要不要担心？ ………… ○II

谷丙转氨酶升高意味着什么？ ……………… ○I7

窦性心律不齐要不要紧？ ………………… ○I9

肿瘤标志物异常 = 患癌？ ………………… ○2I

直肠指检是怎么回事？ …………………… ○23

做活检有没有风险？ ……………………… ○25

乳腺癌的自我检查 ………………………… ○28

胃癌筛查，分秒必争 ……………………… ○3I

早期筛查，提高食管癌患者的生存率 ……… ○33

重视结直肠癌的早期筛查 …………… 036

小心幽门螺旋杆菌 …………… 039

射线照得多，致癌风险大 …………… 042

别让不良饮食习惯影响血脂 …………… 045

钙，您补对了吗? …………… 048

呼噜声中藏危机 …………… 052

五十岁后要关注年龄相关性听力障碍 …………… 055

看小便，识健康 …………… 059

老年人跌倒不容忽视 …………… 062

哪些危险因素可造成老年人跌倒? …………… 064

老年人谨慎防跌倒 …………… 067

生活篇

正确合理选择保健品 …………… 075

心脏病、高血压患者别贪杯 …………… 081

关注老年人营养 …………… 083

便秘的防治 …………… 087

关注老年人皮肤健康 …………… 094

经常脱发怎么办? …………… 097

警惕电子产品成为眼睛"隐形杀手" …………… 101

电子按摩器，不当使用危害大 …………… 105

暖宝宝，您用对了吗? …………… 108

空气污染危害不可小觑 …………… 110

老年人如何安全度夏 ………………… 112

八招提高睡眠质量 ………………… 116

冠心病患者日常生活注意事项 ………… 119

饭后宜静坐 ………………… 121

高原旅行的宜与忌 ………………… 123

经济舱综合征是怎么回事？ ………… 128

家中有人疑似中风，该怎么办？ ……… 131

走出洗牙四大误区 ………………… 133

安装起搏器后该注意哪些事？ ………… 135

疾病篇

心绞痛不一定在"心"上 …………… 141

情绪受刺激，易胸痛心紧 …………… 143

慢性心衰的防治 ………………… 145

高血压有"坏朋友"，危害会升级 …… 147

清晨头晕病因多 ………………… 150

下肢乏力要防小中风 ……………… 154

中风后，康复锻炼很重要 …………… 156

手抖病因多 ………………… 160

血脂异常的潜在危害 ……………… 163

尿酸怎么伤害人体健康？ …………… 165

糖尿病患者的饮食治疗 …………… 169

餐后血糖高，血管很受伤 …………… 172

老年人静脉血栓的防治 …………………… 174

餐后就入睡，易患反流病 …………………… 177

远离痔疮烦恼 …………………… 180

得了胆囊结石，您要当心 …………………… 183

别让前列腺增生影响您的生活 …………………… 185

别拿腰痛不当回事 …………………… 188

膝盖酸疼须防膝关节滑膜炎 …………………… 190

拿什么拯救膝关节 …………………… 192

当心皮肤黑色素瘤 …………………… 194

留意不痛不痒的颈部肿块 …………………… 197

后　记 …………………… 199

序

　　科学是社会发展的动力。"科学技术是第一生产力"，人是生产力主体，科学技术只有为人掌握才能成为生产力。科学技术门类繁多，人们的科学知识大多通过科学普及的途径习得。医学是一门科学，关系着人的生命健康，更是人们不可或缺的知识。医学科学知识的普及，对广大民众更显重要。

　　谁来普及医学科学知识呢？当然是医生。可惜中国医生太忙，一天要看上百号门诊。而且"给人一瓢水，你得有一桶水"，医生还得先把疾病的来龙去脉弄清楚，才能向民众讲清楚。但在中国，资历高的医生都是专科医生，他们或精于心脏病，或长于呼吸病，专科之外的疾病知之有限。而且传统的临床医生只管疾病的诊断、治疗，不管疾病的预防。对民众而言，最需要的往往是预防疾病的知识。可喜的是这些年来情况有所好转，一是国家提倡科学普及，医务同人百忙之中努力从事科普；二是近年来我国全科医学得到长足发展，高水平的全科医学人才开始涌现。全科医学要求医师掌握内、外、妇、儿各科常见病的处理，还需关心病人的心理及家庭状况，更重要的是在医疗工作中要有预防为主的理念。所以全科医生应该是最适合从事医学科普工作的人选。

复旦大学附属中山医院全科医学科的王健医师是我国第一代资深全科医师。王医师学养丰厚，工作认真，繁忙工作之余，积极从事医学科普工作。在电台、电视台任主讲嘉宾，给报纸杂志撰写科普文章，且无任何功利之心，实属难能可贵。王医师拟将近年来所著数十篇医学科普文章付梓出版，并将书稿示我，我见其中内容涉及之面甚广，且强调疾病之预防，甚喜。内容翔实可靠，文笔流畅，通俗易懂。所以相信出版后必能为广大读者所喜爱。

王医师要我作序，特作数语，缀于卷首，以为推介之意。

复旦大学上海医学院教授

上海科普作家协会名誉理事长

2018 年 1 月

前言：看病应该先找全科医生

随着医学模式的转变，大医院的专科分工越来越细。不少三级甲等医院的特色专科非常有名，许多患者慕名而来，天没亮就排起长队，挂上专家号。专家固然临床经验丰富，但他的技能往往聚焦在某一专科疾病的诊治上。如果患者盲目求医，看病只看医生的年资和名气，而没有找对医生，往往陷入费钱费力的误区。其实，专家诊病也是从问诊和最基本的检查开始的，有时候还需你做些辅助检查才能做出正确的诊断，很多慢性病还需长期门诊随访，所以看一次专家门诊不可能解决所有问题。如果每次都要看专家门诊，一来专家门诊看病人数有限额，二来专家并非一直出诊，三来挂号、排队非常辛苦，不仅病人不堪重负，陪同看病的健康人也会被折腾得筋疲力尽。

大医院的功能应该是收治危重病人和疑难病人。据统计，大医院每日门诊量很大，其中 70% ~ 80% 都是常见病和多发病，甚至有很多诊断明确的慢性病患者来这里配药，浪费了大量宝贵的医疗资源。而在全科医学发展比较完善的发达国家，90%以上的疾病在社区中被全科医生解决。如果不能对常见病、多发病、重症和疑难杂症进行合理分级和分流，普通感冒也到大医院诊治，那大医院会永远拥挤不堪。

中国民众对全科医生不甚了解，认为全科医生就像"万金油"，没有专长，不愿意找全科医生看病。其实，全科医生身兼医生、教育者、咨询者、健康监护人、卫生服务协调者和医疗保险体系"守门人"等数种角色。他们具备特殊的专业素质，提供人性化、综合性、持续性、协调性、可及性照顾，不仅有病治病，而且无病防病。在治疗疾病的同时，还通过健康促进工作，转变百姓健康观念，提醒大家注重疾病预防和保健，降低百姓患病的危险。因此常见病、多发病患者，应该先到离家比较近的社区卫生服务中心，找一位像朋友一样可以信任、能提供满意服务、负责到底的全科医生为你诊治。不需生病就往大医院跑，找名气响的专家看病。普通疾病应该先看全科医生，疑难杂症或重大疾病全科医生会为您转诊。一个尽心尽责的全科医生对你的帮助绝不亚于一个让你排了一上午队却只给你看病五分钟的专家。

预防篇

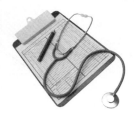

检验报告有异常，不用过度紧张

　　到医院看病或体检，很多人看到报告单上有"↑"或"↓"的符号就担心不已，认为自己得了病。事实上，参考值并不是一条生死线，医生还需综合体检者的年龄、病史等，才能做出更加科学客观的诊断。

　　所谓实验室检查，又称化验检查，是通过物理、化学、生物学的方法，对患者的血液、大小便、痰、精液等进行检查，了解疾病的病原、病变和人体功能情况，为诊断疾病提供科学的依据。由于化验的正常值不是恒定不变的，不同条件、不同情况的人，会有不同的结果，年龄、性别、地区、营养、妊娠、疾病、化验技术、仪器设备、试剂、方法不同，都可能对化验结果产生影响。

　　举例来说，血小板是止血和凝血不可缺少的成分，血小板计数是检查出血性疾病常用的化验项目。临床上，血小板升高可见于慢性粒细胞白血病、真性红细胞增多症、急性感染、急性失血、急性溶血等多种情况，而血小板降低见于再生障碍性贫血、急性白血病、脾功能亢进症等情况。

在血常规检查中，血小板化验的误差最大，这是因为血小板体积比红细胞、白细胞小，离开血管后很容易聚集和破碎的缘故，有时，两次血常规检查的血小板计数会相差很大。正常生理情况下，血小板计数也会波动：少年的血小板计数比成人高；冬季血小板计数较高；剧烈运动后血小板计数可增多；妇女月经来潮前血小板计数可减少。

一般来说，化验的正常值范围是根据大多数健康人的化验结果，经过统计学处理而人为制定的。不能单凭"不正常"的化验，轻率进行自我诊断，从而造成不必要的思想负担。化验结果应该由医生结合患者的病史、症状、体征和检查结果进行全面的分析，必要时反复化验检查，综合考虑，才能得出正确的结论，为诊断提供参考。

体检发现肝囊肿要紧吗？

　　很多朋友都有定期体检的好习惯。不少人体检结束后，拿到的 B 超报告提示有肝囊肿，于是开始担心起来：这个肿块要不要紧？是不是坏毛病？其实，这种担心是不必要的。

　　肝囊肿可分为先天性、创伤性、炎症性和肿瘤性四大类。临床常见的是先天性肝囊肿，又可分为单发性肝囊肿和多发性肝囊肿两种，后者又称为多囊肝。

　　囊肿的囊壁外层为胶原样组织，内层则是由上皮细胞组成的，里面包裹着澄清透明的囊液。

　　先天性肝囊肿往往生长缓慢，临床上多无症状。当囊肿增大到一定程度，可能会压迫邻近脏器而出现进食后饱胀、恶心、呕吐、右上腹隐痛、胃部不适等症状。囊肿小而无临床症状者，不必处理。囊肿大且伴有临床症状时，可在 B 超引导下进行囊肿穿刺抽液术或腹腔镜囊肿去顶减压术；对于长在肝脏边缘部位、带蒂并突向腹腔的囊肿，可考虑进行囊肿切除术。多发性肝囊肿一般不主张手术治疗。伴有明显症状的大而多发的囊肿，或者肝组织破坏严重、肝功能受损的，可根据情况考虑不同方式的手术治疗。

体检发现肝血管瘤会有什么后果?

　　肝血管瘤是一种较为常见的肝脏良性肿瘤,左、右肝的发生率大致相等。肿瘤生长缓慢,病程常常可达数年以上,极少发生恶变。普通人群中,血管瘤的发病率为0.4% ～ 20%,通常在非特异性腹部不适的检查过程中被偶然发现。据估计,影像学检查中血管瘤的发生率约为5%,但在尸检中血管瘤的发生率高达20%。肝血管瘤在任何年龄段均可发病,以30 ～ 50岁多见,据文献记载女性多于男性。近年来,随着人们健康体检意识的提高及各种影像诊断技术的进步,无症状的血管瘤发现率明显升高。依据血管瘤所含纤维组织的多少,组织学上可分为四型:硬化性血管瘤、血管内皮细胞瘤、毛细血管瘤和海绵状血管瘤,以海绵状血管瘤最为多见。根据瘤体直径大小,肝血管瘤可分为小血管瘤(＜ 5cm)、大血管瘤(5 ～ 9.9cm)和巨大血管瘤(≥ 10cm)。

肝血管瘤有什么临床表现？

多数肝血管瘤无明显不适症状，无肝炎史，多在健康体检常规行B超检查时被发现，甲胎蛋白（AFP）阴性，病程长、生长缓慢。当血管瘤增大至5厘米以上时，可能出现非特异性的症状，包括：（1）压迫症状：血管瘤压迫食管下端，可出现吞咽困难；压迫肝外胆道，可出现阻塞性黄疸和胆囊积液；压迫门静脉系统，可出现脾大和腹水；压迫胃和十二指肠，可出现右上腹隐痛和不适，以及食欲不振、恶心、呕吐、嗳气、食后饱胀等消化道症状。（2）肝血管瘤破裂出血：可出现上腹部剧痛，以及出血和休克症状，是最严重的并发症之一。

怎样明确肝血管瘤的诊断？

肝血管瘤缺乏特异性临床表现，肝功能和肿瘤标志物检测一般无异常，诊断主要依靠影像学检查（包括B超、CT和MRI等）。B超检查价格便宜，简便易行，无创伤痛苦，安全可靠，重复性好，是肝血管瘤的首选检查方法。当B超检查表现不典型时，需要做超声造影、CT或磁共振成像检查。通过这些影像学检查，大多数典型的肝血管瘤可以获得准确的诊断。但不典型的血管瘤影像学表现可多种多样，要注意和其他疾病相鉴别。有肝炎、肝硬化病史的患者肝内出现疑似肝血管瘤的占位病灶，诊断需要更为慎重，尤其需要和肝癌相鉴别。

肝血管瘤会破裂吗？

肝血管瘤最容易受到创伤并导致严重出血，尤其是血管瘤位置比较表浅，位于肝包膜下。肝海绵状血管瘤最危险的并发症是血管瘤破裂引起腹腔急性大出血。身体其他部位的创伤，一旦出血，给予包扎或加压包扎即可止血，而肝脏是个供血非常丰富的脏器，一旦肝脏血管瘤破裂，出血很难止住，可能危及生命。平时生活中一定要注意，避免肝脏受到外力的撞击，以免血管瘤发生破裂。

肝血管瘤会癌变吗？

大家完全不必为肝血管瘤的癌变可能而紧张焦虑。一般肝血管瘤大多数生长缓慢，瘤体本身不会发生癌变，自发破裂者少见，预后良好。如果瘤体较小，无明显临床症状，可随访观察。有不少患者先是被诊断为肝血管瘤，后来随访中发现明显增大，进一步诊断是恶性肿瘤。但是这种情况不是血管瘤本身发生了癌变，而是少部分肝癌或者其他恶性肿瘤在影像学上表现类似血管瘤，而被误诊为血管瘤。因此，在诊断血管瘤时一定要慎重。

肝血管瘤需要治疗吗？肝血管瘤不切除会不会越长越大？

肝血管瘤患者饮食上无须忌口。血管瘤多为偶然发现的病变，患者往往没有症状，长期随访不会有明显增大，也不会发生癌变或发生并发症，无需药物治疗，定期随访观察即可。

研究表明，血管瘤大小与并发症没有关系，症状与血管瘤特征几乎也没有关系。对于大的血管瘤或是伴轻微症状的病变，手术治疗能否改善存有争议。对于有症状的血管瘤或巨大血管瘤，应到三甲医院的肝外科就诊，请肝外科医生判断是否有必要手术治疗。

体检发现甲状腺结节要不要担心?

什么是甲状腺?

甲状腺位于颈部前面,形似蝴蝶状,是人体中重要的内分泌器官。甲状腺的主要功能是合成甲状腺激素,调节机体代谢。

甲状腺有哪些功能?

甲状腺激素的生理功能主要为:促进新陈代谢;促进生长发育,对长骨、脑和生殖器官的发育至关重要;此外还有加强和调控其他激素的作用,以及加快心率、加强心缩力和加大心输量的作用。

什么是甲状腺结节?

甲状腺结节是指在甲状腺内的肿块,是临床常见的病症,可由多种病因引起。甲状腺结节可以单发,也可以多发。

甲状腺结节的发病率怎么样?为什么甲状腺结节的发

病率逐年升高？

甲状腺结节十分常见，有调查显示，成人中约4%可发生甲状腺结节，男性患病率低于女性。随着年龄的增长，患病率显著升高，60岁以上年龄段甲状腺结节患病率最高。此病的发病率有逐年增高的趋势。随着高分辨率彩超的出现，2～3毫米的甲状腺结节就可以被彩超检测出来。随着人们对健康的日益关注，越来越多的人进行常规的体检，而甲状腺彩超是常规体检中的重要内容。因此，随着检查器械技术的不断提高和体检参与度的提高，身边甲状腺结节的发现率也越来越高。

甲状腺结节到底是如何发生的呢？

归结起来，其危险因素主要包括遗传、性别、年龄、碘饮食、自身免疫、放射接触史（电离辐射）、环境污染、感染因素等，甲状腺结节的发生往往是多种因素共同作用所致的。

哪些检查可以发现甲状腺结节呢？

甲状腺B超作为甲状腺疾病检查之首选，经济、无创，对判断结节的性质贡献较大，其准确性要高于CT和磁共振及核素扫描。不仅能观察到甲状腺内2～3毫米的微小病灶，还能清晰地显示结节内部情况。而B超引导细针穿刺细胞学检查，对结节性质的诊断更为精准。

从 B 超角度来说，有几点大家可以注意。"结节边界不清，内有细小的沙砾样钙化或结节形态异常，病灶前后径大于横径或结节内血供异常丰富，血流紊乱，淋巴结门结构消失"，当出现这些超声声像时，要警惕恶性的可能。近年来，实时超声弹性成像技术的应用，对甲状腺结节的诊断及鉴别诊断提供了更有力的依据。同时，安全无创的超声造影手段也不失为一种好的甲状腺结节检查方式，目前在甲状腺疾病的诊断中应用也越来越多。必要时还可以在超声引导下行甲状腺细针穿刺和细胞学检查，这是目前公认的甲状腺结节术前诊断的"金标准"。甲状腺核素扫描的特点是能够评价结节的功能。依据结节对放射性核素摄取能力将结节分为"热结节""温结节""冷结节"。据统计，"热结节"约占结节的 10%，"冷结节"占结节的80%。"热结节"几乎均是良性的病变，恶性病变者非常罕见。"冷结节"中恶性率为 5% ～ 8%。因此，用甲状腺核素扫描评价结节的功能对判断甲状腺结节的良、恶性帮助不大。

甲状腺结节，到底要不要紧？

甲状腺结节分为良性和恶性两大类，大多数为良性，恶性结节仅占甲状腺结节的 5% 左右。在甲状腺恶性结节中，90% 以上又都是低度恶性的。结节的良、恶性与结节的大小无关，临床上 3 ～ 4 毫米的甲状腺癌也不少见；结节的良、恶性与结节是否可触及无关，与结节单发或多发无关，与结节是否合并囊性变无关。

绝大多数甲状腺结节患者没有临床症状，常常是通过体检或自身触摸或影像学检查发现的。大部分甲状腺结节都是无明显危害的，是甲状腺的一种良性病变，就好像我们皮肤上的瘢痕或者黑痣一样，不影响人体的健康，无需治疗。只需每隔 6 ～ 12 个月定期做彩超检查就可以。

我们平时对甲状腺肿块的恐惧，主要还是来源于甲状腺癌。关于甲状腺结节的性质，究竟是良性还是恶性，这不仅是病人关心的话题，也是医生关注的问题。近几年，全球及我国的甲状腺癌发病率明显增高。提示甲状腺结节可能是恶性病变的临床表现有：儿童或青春期有头颈部放射线照射史；有甲状腺髓样癌或Ⅱ型多发性内分泌肿瘤的家族史；年龄小于 20 岁或者大于 70 岁；男性；结节增大；近期有声音变化，吞咽或呼吸异常；结节质硬、形状不规则、活动度差；伴颈部淋巴结肿大。

甲状腺恶性肿瘤，根据病理类型分为乳头状癌、滤泡性癌、髓样癌、未分化癌。其中属于低度恶性的，包括乳头状癌、滤泡性癌。甲状腺癌是所有恶性肿瘤中恶性度最低的。目前我国大多数的甲状腺癌都属于预后良好的分化型乳头状甲状腺癌，生长速度缓慢，不容易从血液转移，主要发生淋巴结转移，有很多是直径小于 1 厘米的甲状腺微小癌，及时的手术治疗可以获得非常高的术后生存率，不需要放化疗，预后良好。文献报道，经规范治疗后 5 年生存率达 95%，10 年生存率达 93%，20 年生存率达 90%。而根据尸体解剖的发现，36% 的正常死亡者中存在甲状腺微癌，也就是说部分人终身带癌生存。

所以，体检发现甲状腺结节不必害怕，及时去正规医院咨询就诊，根据医生的建议，随访观察或手术治疗，即使发现结节是恶性的，也不必惊慌。

甲状腺结节要不要手术？

在门诊时，经常会碰到病人纠结这个问题：我的甲状腺结节要不要手术？

甲状腺癌中的绝大多数为低度恶性的肿瘤，需不需要手术，一直存有争议。一方认为，知道病理结果为恶性，如果不手术，很容易有长期心理负担；并且如果出现转移，需要用同位素治疗，治疗之前还是得先手术。而另一方认为，发现一个甲状腺癌就手术一个，这是过度医疗。因为根据日本一项研究，甲状腺乳头状癌 5 年转移率为 1%，10 年转移率为 5%，并且发现有转移之后再去做手术，也没观察到有术后再次转移发生。所以手术不需要那么积极，造成过度医疗，而对于甲状腺手术是全部切除还是部分切除也存在争议。

原则上讲，多数良性的甲状腺结节仅需要定期随访，无需特殊治疗；恶性的甲状腺根据具体情况采取相应的治疗措施。但如果随访中发现结节有恶变的可能或出现气管、食管压迫症状，要考虑手术治疗。

甲状腺结节患者在饮食方面需要注意什么？

发现甲状腺结节后及时到医院检查，明确结节的性质及结节的病因，然后根据甲状腺结节的不同情况采取相应的饮食方案。

对于甲亢伴发的结节要尽量做到无碘饮食，不吃海带、紫菜等海产品，烧菜用无碘盐。碘是甲状腺激素的合成原料，碘摄入过多，会增加甲状腺激素的合成，从而加重患者的甲亢症状。

如果是无功能的良性结节，饮食可无需忌碘。

桥本氏甲状腺炎伴发的结节，虽然对于碘的摄入不必严格控制，但大量食入高碘食物，会增加甲状腺滤泡细胞的损伤及抗体产生，加重甲状腺细胞的破坏，因此对于高碘的海产品也不宜大量摄入。

谷丙转氨酶升高意味着什么？

　　体检项目中，肝功能是必检项目。有些人发现自己的体检报告中，有谷丙转氨酶异常升高的结果，心情就变得忐忑不安起来，担心自己是不是得了肝炎。的确，谷丙转氨酶是反映肝功能的一项重要指标。对于肝炎患者来说，谷丙转氨酶升高说明患者肝细胞已经受到损伤，并且在肝脏内存在有活动性炎症。谷丙转氨酶比其他肝功能试验灵敏得多，在症状未出现前就可明显大幅度升高，故特别有利于病毒性肝炎的早期诊断。但是除了急、慢性肝炎外，脂肪肝、肝硬化等肝脏疾病也会有谷丙转氨酶升高的表现。

　　此外，除肝脏外，体内其他脏器组织如心、肺、肾、肌肉等也不同程度地含有谷丙转氨酶，因此当其他脏器感染或受损时，如心肌梗死、心力衰竭、肝脓肿、胆囊炎、肝硬化、严重的肌肉挫伤、某些药物中毒时，也可引起不同程度的谷丙转氨酶升高。生病时如果使用了一些会损害肝脏的药物如抗结核药、化疗药、降血脂药、抗生素、某些中药等，也可能会出现转氨酶升高的现象，但这种因药物导致的谷丙转氨酶升高通常在停用这些药物后，能较快地恢复正常。

在现实生活中，有些朋友发现谷丙转氨酶异常后，听信了推销或宣传，擅自去买所谓保肝护肝的药物或保健品来吃。这不仅可能延误病情，还可能会因滥用药物而造成药物性肝炎等肝损害。要强调的是，引起谷丙转氨酶升高的原因有很多，发现谷丙转氨酶异常时，应到正规医院就诊，由医生根据病史和实验室检查结论来综合判断。

窦性心律不齐要不要紧?

许多人，特别是年轻人，在体检检查心电图时，常常会得到"窦性心律不齐"的诊断。多数人都知道心跳应该是规律整齐的，所以一听说"心律不齐"，不少人便很紧张。

正常人的心脏跳动是由一个称为"窦房结"的司令部指挥的，窦房结发出信号顺序激动心房和心室，刺激心脏跳动。一般情况下，心跳节律是规律整齐的，如果心脏激动的起源异常或传导异常，我们称其为心律失常。窦性心律不齐起源未变，但节律不整，是常见的一种心律失常。这种"心律失常"大多数与呼吸周期有关，属于"呼吸性窦性心律不齐"，这是一种正常生理现象，它的特点是随呼吸的变化而变换，吸气时心率可增加数跳，呼气时又可减慢数跳，屏气时心律则转为规则。

呼吸性窦性心律不齐发生机理是由于在呼吸过程中，

体内迷走神经与交感神经的张力发生变化，使窦房结自律性也因之发生周期性、规律性改变。吸气时交感神经张力增高，心率增快，呼气时迷走神经张力增高，心率变慢。心率快慢变化的周期恰等于一个呼吸周期，停止呼吸时心律转为规整。这种随呼吸变化的"窦性心律不齐"多见于青少年，一般无临床意义，不必担心，也不用治疗。

肿瘤标志物异常＝患癌？

随着肿瘤患病率的逐年上升，人们的防癌意识也不断增强，许多人在体检时特别关注肿瘤标志物的检测，试图借助肿瘤标志物检查的结果来判断自己患癌的风险，往往一看到肿瘤标志物数值偏高就慌了神。

以甲胎蛋白（AFP）为例，它是早期诊断原发性肝癌的特异性指标，但除了原发性肝癌外，肝炎也可引起甲胎蛋白升高，俗称假阳性。但这种情况是暂时的，一般不超过 400μg/L，待肝炎活动停止，肝功能恢复正常后，甲胎蛋白会恢复到正常范围。另外，并不是每个肿瘤患者血液中的肿瘤指标都会升高，临床上大约有 40% 的肝癌患者血液中的甲胎蛋白指标并不高，俗称假阴性。

又如，肿瘤标志物糖链抗原 19-9（CA19-9）在胰腺癌、胆囊癌、胆管癌时可见明显升高，但是在急性胰腺炎、胆囊炎、胆汁淤积性胆管炎等疾病时，也可有不同程度的升高。

再如，前列腺特异性抗原（PSA 和 fPSA）对前列腺癌的诊断有一定参考价值，但是在前列腺肥大或增生、尿路感染等疾病时，也可有轻度升高；而在直肠指检、膀胱镜检查、尿潴留等造成前列腺机械性挤压时，前列腺特异性抗原也可高于正常。如果有人体检时觉得抽血排队时间太长，先去排队人数较少的泌尿科医师那里做肛指检查，做完之后再去抽血化验，往往会发现前列腺特异性抗原的升高，这会干扰临床医生的判断。所以需要强调的是，体检时必须先抽血查前列腺特异性抗原，之后再做直肠指检。此外，不同年龄的中国男性，前列腺特异性抗原有着不同的参考值（40 ～ 49 岁 PSA ≤ 2.15ng/ml，50 ～ 59 岁 PSA ≤ 3.20ng/ml，60 ～ 69 岁 PSA ≤ 4.10ng/ml，70 ～ 79 岁 PSA ≤ 5.37ng/ml），因此，在判断前列腺特异性抗原是否增高时，一定要注意不同年龄的参考区间不同，以免发生误判。

肿瘤标志物的升高仅用作诊断疾病的参考，不是诊断的金标准，不能完全排除或确定肿瘤的诊断。发现肿瘤标志物异常者，应到正规医院就诊，由医生根据病史、家族史等情况分析，决定复查、随访，如有需要则进一步进行影像学检查以明确诊断。

直肠指检是怎么回事？

直肠指检简称"肛指"，是临床医生常用的一种检查方法。检查时医生右手食指戴上手套并涂以润滑剂，将食指置于肛门外口轻轻按摩，等患者肛门括约肌放松后，再徐徐插入肛门内，触诊肛门及括约肌的紧张度、肛管及直肠的内壁，男性还可触诊前列腺与精囊，女性则可触诊子宫、输卵管，对于痔疮、直肠周围脓肿、直肠息肉、直肠恶性肿瘤以及前列腺、子宫等器官的疾病诊断具有重要价值。

如果直肠指检触及质地坚硬、凹凸不平、活动度差的肿块，指检后发现指套染血，应考虑直肠癌的可能。近年来由于我国人均生活水平的提升，饮食结构也发生了很大的变化，导致直肠癌的发病率呈不断上升和年轻化的趋势。部分直肠癌患者仅仅出现便血、排便习惯的改变等症状而容易被误诊为痔疮、细菌性痢疾、慢性结肠炎等疾病。

据统计，我国直肠癌患者中 60%～75% 为低位直肠癌，肿瘤的位置离肛门很近。因此，大多数患者可通过直肠指检扪及肿块而避免漏诊。此外，我国直肠癌根治性切除术后的 5 年生存率约为 60%，而早期直肠癌术后的 5 年生存率高达 80%～90%。因此，如果能够通过直肠指检早期诊断直肠癌并得到及时的治疗，直肠癌患者的预后就会好得多。

直肠指检也是临床诊断前列腺增生和前列腺癌的基本方法。对 50 岁以上的男性，可以通过直肠指检来了解前列腺的大小、质地、形态以及有无触痛等情况。如果指检时触到增大的前列腺，表面光滑、质韧、有弹性、边缘清楚、中间沟变浅或消失，即可做出前列腺增生的初步诊断。如果直肠指检发现前列腺结节，质地坚硬，多数提示前列腺癌的可能。据报道，直肠指检早期诊断前列腺癌的准确率可达 50%～70%。

总之，直肠指检是一种简便、易行、无痛苦的检查方法，如果医生建议做直肠指检，请积极配合医生完成这项检查，以协助医生更好地诊断和治疗。

做活检有没有风险？

活检是活体组织检查的简称，就是通过手术或器械从身体病变部位取下一小块或全部组织，做病理切片在显微镜下进行细胞学检查以明确诊断。活检是明确疾病病理诊断的唯一方法，是公认的金标准，其诊断价值远远高于血液生化、影像学检查的诊断价值，亦是其他检查所无法替代的。

有些患者会问，为何一定要做活检，作用何在？具体说来，活检作用如下：

首先，有助于明确诊断。活检是最具价值的诊断方式，它能够让我们了解病变的轻重程度，确定肿瘤的病理类型。目前肿瘤的诊断方法分为临床诊断和病理诊断。一般而言，普通临床诊断准确率低于90%，细胞学检查准确率为93%，病理检查准确率高达99%。医学影像学的迅速发展使许多疾病不需活检就可做出诊断，但临床诊断在指导治疗、判断预后等方面有很多不足，最终确定病变性质还有赖于对病变组织进行病理切片，在显微镜下找到病变细胞，区分类型，来明确病变的最终诊断和指导治疗。一旦发现身体尤其是内脏器官长出了肿块，为更好更快地治疗疾病，一定要尽快明确肿块是良性还是恶性。如果肿块的良、恶性不明，恶性肿瘤按良性病变治疗，就会耽误病情和治疗时机；良性病变按恶性肿瘤处理，就可能造成身体损伤。因此，患者获得活检病理诊断具有很重要的价值和意义。很多发达国家都要求获得病理诊断后才能进入下一步治疗。

其次，有助于制定治疗方案和判断预后。拿肿瘤来说，不同病理组织类型的肿瘤，其恶性程度不同，预后也不同，治疗方法也不完全相同。如不进行活检，就不可能有针对性地拟定出合理的治疗方案。其他任何诊断手段都不能代替病理切片或细胞涂片诊断，不做活检不行。

临床中经常会碰到有些病人和家属一听说要做活检就怕得要命，犹豫不决，甚至拒绝活检的情况。他们担心活检会使癌细胞扩散，会对身体造成损害。活检真有那么可怕吗？

一般来说，任何人为的干扰，包括挤压、揉按等动作和不适当的手术（包括活检在内），都有可能促使癌细胞扩散。但扩散、转移、复发是恶性肿瘤的特性，即使不做活检，癌细胞也照样会扩散或转移。然而进入血液的癌细胞并不都形成转移灶，大部分被人体自身的抗癌组织所消灭，只有少数癌细胞在适宜的部位及条件下扎根生长或长期潜伏。再者，如果活检后病理学检查证实为癌症，立即进行手术、放疗、化疗等综合治疗，决不会给癌细胞以喘息之机，所以担心肿瘤活检会引起转移是不必要的。

过去，由于穿刺技术的限制，不能说活检没有风险。据全世界文献报道，由穿刺活检引起的转移种植的发生率在万分之四到千分之四之间。目前，肿瘤穿刺活检技术多是在 CT 或者 B 超的精确引导下进行的，避免了由于反复穿刺带来的损伤，肿瘤种植转移的风险大大降低。由于采用的是很细的穿刺针，在局部麻醉之后穿刺，患者基本没有痛苦，几天后穿刺针孔自然愈合。随着穿刺针及穿刺方法的不断改进，穿刺成功率及安全性大大提高，并发症也逐渐减少。因此，只要掌握好活检的适应症，认真做好术前准备，活检是十分安全可靠的。

乳腺癌的自我检查

近年来，我国乳腺癌发病率呈明显上升趋势，在沿海发达地区，乳腺癌已经名列女性恶性肿瘤榜首。乳腺癌的治疗效果与发现时的病期早晚密切相关，早发现、早诊断、早治疗是提高乳腺癌患者生存率的主要手段。建议 20岁以上女性每月应进行一次乳房自我检查。有乳腺癌家族史，月经初潮小于 12 岁或行经时间长于 42 年，平时过于喜欢吃甜食和高脂肪、低纤维食物的，长期服用激素或使用激素替代疗法的，肥胖，未曾生育或初次生产年龄大于35 岁的，有乳腺良性疾病史（如乳腺增生），有放射暴露史以及吸烟等不良生活方式的人，为乳腺癌的高危人群，更要重视乳房的自我检查。

乳房自我检查以每月一次为宜，有月经的妇女的最佳检查时间应在月经来潮的第 9 ～ 11 天。此时乳腺组织受各种内分泌激素的影响最小，乳腺腺体相对来讲比较松软，不会受乳腺组织生理性、周期性充血、肿胀等因素的干扰，比较容易发现病变。由于在月经周期的不同时期，乳腺组织有较大不同，故应在每个月的相同时间进行乳腺自我检查。已停经的妇女可随意选择任何一天，以后在每个月的同一天进行检查。

视诊。上半身完全裸露，直立于较大的镜子前，从正面、侧面等各个角度进行观察。先两手自然下垂于身体两旁，然后再将双臂高举过头，最后，放下两臂，双手叉腰，两肘努力向后，使胸部肌肉绷紧，观察乳房的形态改变，包括乳房有无隆起或凹陷，两侧乳房是否对称，乳房皮肤有无红肿、皮疹、浅静脉怒张、皮肤皱褶、橘皮样改变等异常。观察乳头是否在同一水平线上，是否有牵拉移位或内陷、糜烂，有无异常分泌物自乳头溢出，乳晕颜色是否有改变。

扪诊。乳房是由腺体组织的小叶组成。有些女性用手掌抓捏乳腺来扪诊，往往会把正常的乳腺小叶组织误认为较硬的肿块，焦虑不安。我们应学会正确的乳房扪诊手法。检查者应伸直手指，五指并拢，用手指指腹而不是指尖扪诊，轻轻用力，按外上、外下、内下、内上四个部位及中央区以旋转或来回滑动进行全面扪诊，检查乳房有无压痛及肿块。若发现肿块，应注意肿块的大小、形状、质地、表面状态、活动度和边界。一般来讲，当触摸到一侧乳房单发或多发的圆形结节，质韧实，边界清楚，表面光滑，活动度大，则以乳腺纤维腺瘤可能性大。触摸到单侧乳房单发的不规则形肿块，无触痛，边界不清、表面不光滑，质地硬，活动差等，要警惕乳腺癌的可能。触摸到乳房内多个小颗粒状结节，或者团片状、条索状块物，并伴有轻度触痛时，则以乳腺增生可能性大。

有时早期的乳腺癌很容易被误认为是小叶增生，千万不能疏忽大意。炎性乳癌是乳腺癌中恶性程度最高、预后最差的类型，特别容易和乳腺炎混淆，发展十分迅速，如不及时发现，很容易迅速进展到晚期。如出现短期内乳腺肿胀、乳腺疼痛症状时，也应及时就诊。

最后，不要忽视了乳头、乳晕及腋下的检查。用手指轻轻挤压乳头，观察有无液体自乳头溢出，如有浆液性或血性液体溢出，则应到医院就诊，尽早明确诊断。然后检查两侧腋下。伸直右手指放在左腋下，用指尖检查是否有肿块；同样方法检查右腋下是否有肿块。

当然，自我检查代替不了专科医生的检查，在有明显不适感、自我检查发现有乳房或腋窝部位的变化而不能确定时，应及时去医院请有经验的医生检查，必要时配合乳腺彩超、钼靶摄片以进一步明确肿块性质。

胃癌筛查，分秒必争

　　我国是全球人口大国，亦是胃癌大国，每年胃癌新发病例约40万，死亡病例约35万，新发和死亡病例均占全世界胃癌病例的40%。而胃癌的诊治和患病后的生命质量与诊治时机密切相关，很多胃癌患者一旦出现腹痛、腹胀、黑便、消瘦等临床症状，经检查就已经是胃癌的中晚期，这些患者即使接受了手术为主的综合治疗，5年生存率也仅约30%，且生活质量大大下降。而胃癌如果能早期确诊，及时手术治疗，5年生存率就大大提升至90%以上。因此，胃癌的早期筛查意义十分巨大。

　　那么，我们该如何配合医生做好筛查呢？

　　目前尚无简便、有效、经济的胃癌普查方法，针对胃癌高危人群的筛查才是经济、有效及合理的方法。流行病学研究发现，我国患者40岁后胃癌发病率明显上升，故将40岁作为胃癌筛查的起始年龄；胃癌高发地区在我国的西北地区及东南沿海地区，因此，长年居住在这些地区的居民应重视胃癌的筛查；幽门螺旋杆菌感染是胃癌发生的危险因素之一，故有幽门螺旋杆菌感染者需要重视胃癌的筛查；既往胃镜检查发现肥厚性胃炎、萎缩性胃炎、胃溃疡、胃息肉者要重视胃癌的筛查，这些患者有进一步发生胃癌的风险。由于不管是内镜治疗还是外科手术治疗，胃癌都存在复发的可能性，曾行胃内镜下手术及胃大部切除术后的胃癌患者也需注意定期复查胃镜。另长期重度饮酒，长期吸烟，喜欢吃咸、腌制、烧烤食物者都要重视胃镜的筛查。有胃癌家族史的人更要高度重视胃癌的筛查。不明原因的贫血患者或者贫血经治疗好转后又复发的患者应在医生指导下，必要时进行胃镜的检查。

胃镜结合胃黏膜活检虽然是诊断胃癌的金标准，但有一定痛苦，且费用相对较高，是否有必要启动胃镜筛查，需要由专业医生来判断患者罹患胃癌的风险有多高，根据风险评估来决定。而胃镜检查如果发现问题，该如何治疗、如何定期随访，也需专业医师视具体情况作判断。

早期筛查，提高食管癌患者的生存率

据 2014 年世界癌症报告统计，全球范围内食管癌发病率居恶性肿瘤的第八位，死亡率居第六位。我国是食管癌最高发国家之一，每年食管癌新发病例超过 22 万，死亡约 20 万例，发病和死亡人数均超出世界食管癌人数一半。由于超过 90% 的食管癌患者确诊时已进展至中晚期，生活质量低，5 年生存率不足 20%，而仅累及黏膜层和黏膜下层的早期食管癌通常经内镜下微创治疗即可根治，患者 5 年生存率可超过 95%，因此，食管癌的早期筛查意义重大。

食管癌的发生、发展是饮食与生活方式、遗传、感染等若干因素协同作用的结果。食管癌的危险因素有：家族史和遗传易感性；吸烟，重度饮酒，食用酸菜、高温、辛辣、油炸食品；不按时就餐；体重指数 BMI（体重 kg÷身高 m^2）低；口腔卫生条件差、龋齿或缺齿；既往有食管病变如食管腐蚀性损伤病史、萎缩性胃炎、人类乳头瘤病毒（HPV-16）感染等。

食管癌可能的报警症状包括：进行性吞咽困难、进食后食物通过缓慢并有滞留感或哽噎感、胸骨后或上腹部隐痛不适、消瘦、消化道出血（呕血、黑便等）。国内研究发现，这些报警症状对该人群上消化道肿瘤的预测价值有限，只有吞咽困难的症状对食管癌有重要提示作用。但出现吞咽困难时绝大多数肿瘤已进展至中晚期，因此上述报警症状不能作为上消化道内镜检查必要性的决定因素。

根据我国国情、食管癌危险因素及流行病学特征，符合下列第 1 条和第 2 ~ 6 条中任一条者应列为食管癌高危人群：（1）年龄超过 40 岁。（2）来自河北、河南、福建、重庆、新疆、江苏、山西、甘肃和安徽等食管癌高发地区。（3）有食管癌家族史。（4）有上消化道症状。（5）患有食管癌前疾病或癌前病变者。食管癌前疾病指与食管癌相关并有一定癌变率的良性疾病，包括慢性食管炎、Barrett 食管、食管白斑症、食管憩室、贲门失弛缓症、反流性食管炎、各种原因导致的食管良性狭窄等；癌前病变指已证实与食管癌发生密切相关的病理变化，包括食管鳞状上皮异型增生和食管相关异型增生。（6）具有食管癌的其他高危因素（吸烟、重度饮酒、头颈部或呼吸道鳞癌等)。

内镜及病理活检是目前诊断早期食管癌的金标准。内镜下可直观地观察食管黏膜的改变,评估肿瘤的状态,并可通过染色等方法评估病灶性质、部位、边界和范围,这些已成为我国现阶段最实用有效的食管癌筛查方法。对于食管癌的高危人群,建议行胃镜筛查。

总之,首先要了解食管癌的危险因素有哪些,尽早改变自身不良生活方式以预防食管癌的发生,学会判断自己是否属于食管癌的高危人群,在医生的指导下明确是否有必要进行食管癌的内镜筛查。

重视结直肠癌的早期筛查

我国每年结直肠癌新发病例超过 25 万，死亡病例约 14 万。由于大部分早期结直肠癌可获得良好预后，5 年生存率超过 90%，因此，做好早期结直肠癌的筛查工作意义重大。

结直肠癌发病的确切原因尚不十分清楚，但临床研究显示，这与人们的饮食习惯、家族遗传因素、慢性疾病、不良生活习惯等因素有关。结直肠癌的危险因素包括：有结直肠癌家族史的人群；年龄 50～75 岁；有炎症性肠病、克罗恩病、结直肠腺瘤性息肉的患者；有Ⅱ型糖尿病史的患者；长期摄入大量肉类、脂肪、油炸及腌制食品、甜食的人群；有吸烟史的患者；超重或肥胖的人群。此外，有些患者会有结直肠癌的报警信号，如消瘦、腹部肿块、排便习惯改变，即原来有规律的排便改变为便次增多或减少，或者总是感觉大便没有排干净及大便形状改变如大便变扁、变细或不规则，或大便中带有脓血、黏液或出现暗红色、黑色大便等。如果出现这些问题，应提高警惕，及时排查结直肠癌。

由于 40% ～ 50% 的结直肠癌患者无报警症状，因此，不建议根据有无报警症状来确定结直肠癌筛查对象。我国将结直肠癌筛查起始年龄定为 50 岁。亚太风险评分可用作预测我国无症状人群的结直肠癌的风险评估工具，以决定是否要做肠镜检查：年龄在 56 ～ 75 岁的区间得 1 分；男性得 1 分；有吸烟史得 1 分；BMI（体重 kg ÷ 身高 m^2）≥ 25 得 1 分；糖尿病史得 1 分；一级亲属有结直肠癌史得 1 分。亚太风险总评分为 0 ～ 6 分。如果总评分在 3 分及以上，建议做肠镜检查；如果总评分为 3 分以下，建议先行粪隐血试验，粪隐血试验阳性者进一步行肠镜检查，阴性者定期复查粪隐血试验。

那结直肠癌早期筛查手段有哪些呢？粪便隐血试验，是一种简单易行的早期诊断的初筛方法。直肠指检，是诊断直肠癌最简单又非常重要的检查方法。结肠镜检查，乙状结肠镜及纤维结肠镜检查可以直接观察到全结肠及直肠黏膜形态，对可疑病灶能在直视下采取活体组织检查，是目前诊断结直肠癌的金标准。无论是单位体检还是社区 65 岁以上老人免费体检项目里均有粪便常规加隐血试验，并有肛指检查，千万不要认为采集大便标本麻烦或肛指检查不舒服而不愿意做这两项普通的筛查，有时它们能帮助我们发现一些平时忽视的问题。另外，一些血液免疫学检查指标例如癌胚抗原（CEA）等肿瘤标志物可以用作辅助诊断。

　　总之，中老年朋友首先要清楚自身是否具备结直肠癌的危险因素，学会判断自己是结直肠癌的高危还是低危人群，关注自己的大便情况，在医生的指导下切实做好结直肠癌的早期筛查。

小心幽门螺旋杆菌

随着经济的发展及人们生活水平的提高，亲朋好友聚餐下馆子成了潮流，淮扬菜、粤菜、杭帮菜、川菜……应有尽有。每逢周末，街头巷尾的饭馆爆满，大家热情地相互夹菜，你来我往，很少用公筷。饮食文化拉近了人与人之间的距离，然而共用餐具的坏习惯可能会带来严重的健康隐患——只要有一个人感染了幽门螺旋杆菌，其他人被传染的概率就大大提高。而感染者回到家庭餐桌上，仍然你一筷我一筷相互夹菜而不使用公筷，结果在传递温馨的同时也传递了病菌。此外，污染的水源、食物、不洁餐具也增加了感染幽门螺旋杆菌的风险。

我国是幽门螺旋杆菌感染大国，感染率高达40%～60%，即每2个人中就有1人感染幽门螺旋杆菌。那幽门螺旋杆菌到底会对我们造成什么样的危害？幽门螺旋杆菌如果定植在胃的幽门部位黏膜组织中，最先引起慢性活动性胃炎，通过对胃黏膜的损害，逐渐造成胃溃疡和萎缩性胃炎，约1%的人会发生最严重的后果——胃癌。现在谈癌色变，很多"癌"被发现时已是晚期。故我们要在还没有"癌"变时做好自我保护。

研究表明，感染幽门螺旋杆菌可使胃癌风险增加两倍，而早期发现并根除幽门螺旋杆菌是降低胃癌发病率的最有希望的策略，故早期筛查至关重要。胃癌的发病率随年龄增长而升高，40岁以上人群胃癌发生率显著上升，建议40岁以上者经常筛查幽门螺旋杆菌。有胃癌家族史者胃癌的发病率比无胃癌家族史者高出4倍，故有胃癌家族史者更应及早筛查幽门螺旋杆菌。既往患有慢性萎缩性胃炎、肥厚性胃炎、胃溃疡、胃息肉、恶性贫血，曾行胃大部切除术及喜好高盐饮食、腌制食品、烧烤食品者，烟民，重度饮酒者亦然。幽门螺旋杆菌的筛查和治疗可降低胃癌发病风险。一旦发现感染幽门螺旋杆菌，不要惊慌，医生会给予专业治疗。建议共用餐具的家属也进行幽门螺旋杆菌筛查，有阳性者同时治疗。

除了筛查和抗幽门螺旋杆菌治疗外，良好的卫生习惯能够让我们远离疾病的困扰。使用公筷就是良好的卫生习惯。有人觉得使用公筷是防范他人的表现，这是认识误区。使用公筷是一种高素质、负责任、互相保护健康的表现。幽门螺旋杆菌感染者使用公筷能够切断传染，防止幽门螺旋杆菌从自己身上传播给别人，这是讲卫生、尊重他人健康的良好行为。另外，不共用杯、碗、勺等餐具也能降低幽门螺旋杆菌传播的可能。有时情侣间为表现亲密，会共用杯、碗等餐具，而某些长辈、保姆会把自己用过的碗、勺子、筷子去给孩子喂饭，甚至把嚼碎后的食物喂给宝宝，这非常不卫生，病从口入，会增加幽门螺旋杆菌传播的风险。日常生活中一定要注意手的卫生，饭前便后要洗手。

射线照得多，致癌风险大

　　射线是一种波长很短的电磁辐射，由德国物理学家W.K.伦琴于1895年发现，故又称伦琴射线。伦琴射线具有很高的穿透本领，能透过许多对可见光不透明的物质，如墨纸、木料等。这种肉眼看不见的射线可以使很多固体材料发生可见的荧光，使照相底片感光。诊断上使用的X线波长为$0.08 \sim 0.31$埃（1埃$=0.1$纳米$=10^{-10}$米），在医学上用作辅助检查方法之一。

　　X线诊断检查包括普通X射线摄片、胸透、CT片等检查手段。透视较经济、方便，并可随意变动受检部位做多方面的观察，但不能留下客观的记录，也不易分辨细节。摄片能使受检部位结构清晰地显示于X线片上，并可作为客观记录长期保存，需要时可随时研究或在复查时作比较。近年来，X射线断层成像（CT）扫描及正电子断层（PET）扫描已在临床上得到广泛应用。我国早已成为

CT 应用大国，CT 拥有量仅次于日本和美国。根据国际放射防护委员会制定的标准，身体每接受 1mSv 的辐射剂量，就会增加 0.0165 的致癌概率。以此推算，医学检查导致健康人群患癌的风险在千万分之一到十万分之一之间。

短时间大剂量照射，会造成中枢神经系统、造血系统、消化系统损伤，以及造成性腺损伤等急性损伤。慢性损伤是长时间受到超过允许水平的低剂量的照射，受照数年甚至数十年后出现的辐射生物效应。主要有：白血病、再生障碍性贫血、白内障、皮肤癌、甲状腺癌、乳腺癌、肺癌、骨癌等。射线照得越多，致癌的危险性越大。

人类赖以生存的自然环境（包括地球、大气层、宇宙）存在着天然放射性元素：铀系、锕系、钍系元素，它们产生的辐射称为天然本底辐射。天然本底辐射对我们日常生活所产生的影响微乎其微，世界上多数地区人均受天然本底辐射剂量为 1 ～ 6mSv/ 年，平均 3.7mSv/ 年，最高剂量可达 10mSv/ 年。

接受一次胸部 X 射线检查，患者要承受约 0.023mSv 的辐射量；四肢做一次 X 光检查，接受的辐射量为 0.01mSv，腹部为 0.54mSv，骨盆为 0.66mSv，腰椎为 1.4mSv，上消化道为 2.55mSv；胸透一次的放射线量相当于 10 次 X 线拍片检查；一次 CT 扫描的放射量相当于拍

400 张胸片；PET/CT 检查每次辐射剂量为 25mSv，而二战时日本原子弹爆炸幸存者受到的平均辐射剂量也不过为 50 ～ 150mSv。

X 射线对人体是有害的。建议患者做影像学检查时要听从专业医生的建议，不要盲目听信某些非专业人士的推荐而接受一些不必要的检查，不仅浪费金钱，对身体也有伤害。

别让不良饮食习惯影响血脂

　　近年来，随着生活水平的提高，人们的饮食结构和饮食习惯发生了很大改变，再加上缺乏运动，很多人因此患上了高脂血症。生活中，哪些不良饮食习惯会导致血脂异常呢？

　　早餐过油。很多人会选择在上班途中买些路边摊点的油条、煎饼、锅贴、生煎等油炸食品作早餐。有的人为保证营养，早餐时吃好几个鸡蛋。这些油炸食品及鸡蛋摄入量的异常均能导致血液中甘油三酯、胆固醇、低密度脂蛋白的上升，久而久之，导致血脂异常。

　　饮食过甜。糖类是机体供能最理想的物质。有研究发现，糖能使肝脏合成脂类的作用增强。如果糖分摄入过量，过剩的糖分就会转化为脂肪。实验证实，正常人高糖饮食三周后，血液中甘油三酯含量可增加1倍多。高脂血症患者如果经常饮食过甜，血液中甘油三酯水平可增加

4～5倍。

偏食、挑食。长期偏食、挑食的习惯会造成营养素摄入不全面。日常生活中尽量做到饮食多样化，各种蔬菜、水果都要选择一些。维生素 C 有降低胆固醇，减轻或防止动脉粥样硬化的作用，而且芹菜等富含粗纤维的蔬菜，还能吸附胆固醇，帮助胆固醇从肠道排出体外。如果绿叶蔬菜和水果吃得少，常会发生维生素 C 的缺乏，从而导致血脂异常。

进食过快。生活中最好的吃饭方式是"细嚼慢咽"。食物经过消化道各种酶的消化后，所含营养成分可被身体充分利用。而"狼吞虎咽"进食法会导致大脑来不及做出反应，不能及时产生饱腹感从而控制进食量，而过量饮食会使多余能量在体内转化为脂肪，导致高脂血症及肥胖发生。

晚餐太丰盛。辛苦工作了一天后，很多人喜欢在晚餐时吃各种鸡鸭鱼肉以补充体力和享受生活，还有很多人在饭店进晚餐。丰盛的晚餐往往导致油脂和胆固醇的摄入量超标，从而诱发血脂升高，长期下去便可形成动脉粥样硬化，并最终导致各种心脑血管疾病发生。

总之，血脂异常与膳食习惯明显相关，暴饮暴食、嗜酒、饮食不规律等不良饮食习惯及缺乏体力活动是原发性

全科医生话你知

血脂异常的重要原因。改变不良膳食习惯，做到饮食有节，合理调配、均衡营养，减少不必要的应酬，减少高蛋白、高胆固醇及油炸食品的摄入，同时增加蔬菜和水果摄入等，可有效防止高脂血症的发生。

钙，您补对了吗？

骨密度（BMD），是骨质量的一个重要标志，是反映骨质疏松程度、预测骨折危险性的重要依据。参照世界卫生组织推荐的诊断标准，双能 X 线吸收法是诊断骨质疏松的金标准——骨密度值低于同性别、同种族健康成人的骨峰值不足 1 个标准差属正常；降低程度在 1 ～ 2.5 个标准差之间为骨量减少；降低程度等于和大于 2.5 个标准差为骨质疏松；骨密度降低程度符合骨质疏松诊断标准且伴有一处或多处骨折时为严重骨质疏松。

随着年龄的增长，人体内的骨质开始流失，如不及时补充，易发生骨质疏松。骨质疏松是全身性疾病，特点是骨的脆性增加，易发生骨折。骨质疏松较轻时常无症状或仅表现为腰背、四肢疼痛、乏力，负荷增加时疼痛加重或活动受限。严重时出现翻身、起坐及行走困难，轻微外伤或无明显诱因发生骨折。一旦发生骨质疏松性骨折，生活质量下降，有各种并发症，严重的可致残或致死，故骨质疏松症预防比治疗更为重要。

近年来研究表明，糖尿病可促进骨质疏松发生和发展。糖尿病患者发生骨质疏松的比例明显高于非糖尿病患者。数据显示，有 1/2 ~ 2/3 的糖尿病患者伴有骨密度降低，其中近 1/3 的糖尿病患者可诊断为骨质疏松。通常将 Ⅱ 型糖尿病患者并发的骨质疏松称为糖尿病性骨质疏松，是指糖尿病并发骨量减少，骨组织结构受损，骨脆性增加，易发骨折的一种全身性代谢性骨病。糖尿病并发骨质疏松的发病机制非常复杂，涉及遗传、环境、体重、生活方式等。糖尿病病人发生的骨质疏松易致病理性骨折，致残性高，严重影响患者生活质量。所以"糖友"更要重视预防骨质疏松。

"糖友"又该如何预防骨质疏松呢？首先，要平稳、持久、有效地使血糖控制在正常范围，这是糖尿病患者防止发生骨质疏松的前提。其次，补钙是一个较长期的过程。中老年人尤其是绝经期妇女和老人应注意营养，适当补充饮食中蛋白质、钙盐和各种维生素，尤其是维生素 D。排骨、虾皮、海带、木耳、核桃仁是含钙较高的食物，海鱼、动物肝脏、瘦肉富含维生素 D_3，可适当多吃些富含钙质和维生素 D_3 的食物。每天保证一瓶牛奶，并合理补充钙剂。

我国营养学会公布的成人每日钙摄入推荐量为800毫克（元素钙的量），妇女和老年人推荐量为1000毫克，"糖友"由于钙代谢异常，钙摄入推荐量可提高到1200毫克。我国老年人平均每日从饮食中获钙约400毫克，故平均每日应补充的元素钙量约600毫克。

目前市场上钙剂种类繁多，有碳酸钙、葡萄糖酸钙、氨基酸螯合钙、乳酸钙等，价格高低不等，让人眼花缭乱。其实，钙剂选择不仅要考虑其元素钙的含量是否适宜，还要考虑维生素D的含量是否适量和钙剂的安全性、有效性以及性价比。不同钙制剂中的元素钙含量也不尽相同，比如葡萄糖酸钙含9%元素钙，碳酸钙的元素钙含量最高达40%。从钙质吸收率来看，牛奶中钙质吸收率为31%，葡萄糖酸钙吸收率为27%，氨基酸螯合钙、乳酸钙吸收率约为32%，碳酸钙吸收率为39%。综上，从元素钙含量、补钙效果、安全性、性价比等各方面考虑，碳酸钙制剂是较合理的选择，应作为各种人群补钙首选。有些朋友补钙后可能会感到胃肠道不适，便秘或恶心，您可尝试不同品牌或形式，如咀嚼片、泡腾片，寻找最适合自己的钙剂。

何时补钙最佳？研究表明，人体在凌晨的血钙水平最低。因此，晚上补钙最好。因为碳酸钙在酸性环境中更容易分解，更易被人体吸收，而晚餐时为了帮助食物的消化吸收，胃酸分泌增加。因此，为促进钙质吸收，建议晚餐时补钙，或者晚饭后立即服用。此外，吃钙片时适当补充水分，利于钙的吸收。

有些朋友担心补充钙片容易形成尿路结石，不敢吃钙片。其实，这种担忧是不科学的。尿路结石的发生和遗传、环境、营养等多因素相关，补钙与尿路结石没有必然的联系。美国全国膳食与健康调查表明，每日摄钙量高者肾结石发生率远远低于钙摄入量低者。因此，建议在医生的指导下安全合理地补钙。

"糖友"除了饮食补钙外，要多晒太阳，每天在户外运动锻炼半小时以上，以便促进维生素 D 的合成和钙的吸收，有利于提高骨密度。常喝可乐或者嗜烟、酗酒，会导致骨钙流失，故要纠正这些不良生活习惯。此外，应加强自身和环境的保护措施，防止跌倒。生活中还要注意有无腰背酸痛等症状，定期测定骨密度。对 65 岁以上女性和70 岁以上男性应常规行骨密度测定；65 岁以下女性和 70 岁以下男性如有一个或多个骨质疏松危险因素，例如个人及家族骨折史、吸烟史、低体重等，也应进行骨密度检测。若确诊为骨质疏松，应在医生指导下合理用药，及时治疗。

呼噜声中藏危机

　　睡觉打呼噜是日常生活中的常见现象。鼻中隔偏曲、鼻息肉、扁桃体、软腭和舌体肥大、悬雍垂过长、咽喉部肌肉松弛、舌根后坠等，都会导致上气道狭窄、气流受阻，发生振动而出现打鼾，肥胖者更多见。有人把打呼噜看成是睡得香的表现。虽不能一概而论地认为"打呼噜"是病态，然而，打呼噜确实是疾病的潜在信号，严重者很可能患有"睡眠呼吸暂停综合征"。睡眠呼吸暂停综合征是指睡眠过程中由于上气道完全或部分阻塞和（或）呼吸中枢驱动降低导致的大于等于 10 秒的呼吸暂停和低通气，通常伴有打鼾、睡眠结构紊乱、频繁发生血氧饱和度下降、白天嗜睡、注意力不集中等病症。

　　正常人在睡眠时呼吸均匀，氧气摄入量能满足身体各部位的需要。而睡眠呼吸暂停综合征患者睡眠过程中会频繁发生呼吸暂时停止或通气不足，导致氧气不能进入肺

　　　　　　　　　　　全科医生话你知

部，造成间歇性低氧血症和高碳酸血症，使身体各部位缺血缺氧。长期如此，会诱发或加重心脏、呼吸、血管、神经、肾脏、内分泌、性功能方面的疾病，严重者甚至可能睡眠中猝死。此外，脏器疾病反过来会加重睡眠呼吸暂停，互为因果，形成恶性循环。越来越多的研究证实，睡眠呼吸暂停综合征是心血管病，尤其是高血压及冠心病的独立危险因素。

那么，如何更好地避免或者减轻打呼噜呢？

要选择合适的枕头。枕头软硬、高度都要适中，以保持咽部和上气道的通畅。侧卧时，枕头的高度应该与自己一侧的肩宽一致。仰睡时，枕头的高度应与自己的拳头高度一致。

打呼噜严重的患者睡觉时不要蒙头睡。尽量侧卧，不要趴卧、仰卧，避免在睡眠时舌、软腭、悬雍垂松弛后坠，加重上气道堵塞。

有吸烟习惯的则需立即戒烟。

白天避免疲劳过度。

睡前尽量不要饮酒、喝浓茶或咖啡。

尽量避免服用某些药物如安眠药，以免加重呼吸道的肌肉松弛而更容易堵塞气道。

对于肥胖者，要积极减轻体重。

长期打鼾危害大。当发现自己或者身边的人有打鼾现象存在时一定要加以重视，尤其对于夜间呼吸有较长时间的停顿、晚上频繁憋醒的朋友们，或者夜间打鼾，白天昏昏欲睡，注意力不易集中或记忆力明显下降的患者，应及时到医院进行睡眠呼吸的监测，以确诊是否患了睡眠呼吸暂停综合征。医生会根据监测结果判断患者疾病的性质和严重程度，并根据实际情况采取行之有效的治疗方法，以防止心血管及重要脏器并发症的发生。

全科医生话你知

五十岁后要关注年龄相关性听力障碍

听力障碍是人们感受声音大小、辨别声音能力下降的表现。老年人听力障碍是继关节炎、高血压之后，发病率居世界第三位的老年性疾病。随着我国老龄人口增加，老年人听力障碍的发病率越来越高。第二次全国残疾人抽样调查显示，我国老年人听力残疾率达 11.04%，老年性耳聋占 66.87%。听力障碍者对警告声、电话铃声、门铃声、烟雾报警反应迟钝，与人交流困难，孤独感增加，严重影响生活质量。

老年人处于生理机能衰退期，听觉系统老化退变是听力障碍最常见原因。此外，噪声接触，庆大霉素及链霉素等氨基糖式类抗生素，抗肿瘤药物、利尿剂等耳毒性药物，中耳炎、听神经瘤、高血压、糖尿病、血脂异常等疾病以及精神压力、饮食结构、烟酒等都会对听力产生影响。老年人的听觉系统退变与其他导致听力障碍的因素常同时存在，很难对每个老年人的听力障碍做出明确的病因诊断。老年性耳聋的发病年龄和病情进展速度因人而异。有的人 50 岁就出现了听力障碍，有的人到了七八十岁听力仍然很好，这与遗传因素、生活条件、精神状态等有关。老年性耳聋多见于男性、城市居民、工人、嗜好烟酒者、患有糖尿病或高血压及心脑血管疾病的人群。

年龄相关性听力障碍是渐进性、隐蔽性的，很多老年人对听力的逐渐减退浑然不知。那么，怎样判断自己是否出现了听力障碍呢？以下情况可以参考：

您是否经常不能听清旁边人说的话，要求对方"再说一遍"？

您的家人是否经常抱怨你看电视时音量调得过大？

是否常有人说您讲话的声音太大？

您是否经常听不清楚电话铃声或门铃声？

您在接听电话或手机时是否经常听不清楚？

您是否经常在噪声或多人对话的环境中听不清楚别人在说什么？

您是否经常分辨不出声音来源的方向？

别人小声说话您是否经常听不到，大声说话又觉得太吵，难以忍受？

如果上述问题您有大部分答案是肯定的，您就应该到医院进行一下听力检查了。

研究显示，50%的耳聋和听力障碍可通过预防、早期诊断和处理来避免。故提高老年人对听力的关注，增强爱耳、护耳意识很重要。老年朋友应从以下几方面做好耳聋预防工作：

少去或不去噪声太大的公共场所，不要长时间在噪声较强的环境中逗留，必要时戴耳塞。

在使用音响设备或戴耳机听音乐或广播时，注意控制音量。如果您不看电视或听广播，请关掉电视机或收音机。

积极治疗糖尿病、高血压、冠心病及高脂血症等疾病。

不乱挖耳朵。

勤做耳保健操，促进局部血液循环。

慎用耳毒性药物。

避免意外伤害引起内耳损伤。

适量补充含铁、锌、维生素类食物。

戒烟酒，保持良好心情。

预防感冒。

中老年人应注意有否进行性听力减弱，重视听力检查。一旦出现听力障碍，建议尽早去五官科门诊进行听力测试，积极治疗，由专科医生判定是否选用助听器改善耳聋症状。对重度或丧失完全听力的患者，可行人工耳蜗植入术，以提高生活质量。

看小便，识健康

　　慢性肾脏病已成为继心脑血管病、肿瘤、糖尿病之后威胁人类健康的重要疾病。2012 年调查数据显示，我国慢性肾脏病人已接近 1.2 亿，而慢性肾脏病相关知识的知晓率仅占 9.4%。

　　慢性肾脏疾病会出现一些非特异性症状，如胃口差、恶心、呕吐、乏力、疲倦等。慢性肾脏病起病大多隐匿，明显的临床症状出现前，患者往往已经历了较长隐匿阶段，而且 58.7% ～ 89.7% 的慢性肾脏病患者是通过筛查发现的。老年人，高血压、糖尿病、肥胖及代谢综合征的患者，长期使用各种药物的患者，有慢性肾脏病家族史的人群都是慢性肾脏病的高危人群，应尽早进行慢性肾脏病筛查。

　　生活中要注意观察尿液的颜色和性状。正常人的尿液应为透明、淡黄色的液体。服用某些食物或者药物后尿色也可能发生改变，所以尿色异常首先要排除饮食因素的影响，通常停止进食相关食物或药物，多喝水后尿色可逐渐恢复正常。

大量饮水后尿液颜色仍为深黄色，且黄得像浓茶一样，持续几天仍无好转征象，应警惕肝胆系统病变的可能，同时要留意有无皮肤黄染、倦怠乏力、上腹部不适或疼痛、恶心欲吐等症状。及时到医院进行检查以明确诊断。

如果发现小便颜色发红或者像洗肉水样或酱油样颜色，应警惕血尿可能，及时到医院进行尿常规检查。如血尿同时有尿频、尿急、尿痛等症状，尿路感染可能性比较大。如果血尿伴有腰部胀痛或绞痛，则泌尿系结石可能性最大。引起血尿的病因很多，医生会根据您的具体情况作判断。

如果尿液出现浑浊如淘米水样，大多数情况提示尿路感染的可能。患者常伴有排尿次数增多、排尿时尿道口灼痛、尿急等症状，尿液有一定的异常气味。若尿色白如牛奶状，要警惕丝虫病导致乳糜尿的可能。

正常人排尿时可见尿液表面有大小不一的泡沫，这种情况未必意味着有肾脏疾病，让尿液静置10分钟后再观察。如果尿液静置10分钟以上，仍能见到尿液表面有泡沫，应考虑蛋白尿的可能，及时去医院行尿蛋白检测。

所谓晨尿，是指早晨起床后第一次小便。由于尿液经过一个晚上浓缩，尿液里面的各类成分浓度都比较高，易发现健康隐患，所以我们更要注意对晨尿的观察。

总之，遇到尿色异常、尿液浑浊、泡沫尿等情况，要学会观察和初步判断异常情况，警惕疾病存在的可能。如去医院就诊，首先行尿常规检查，明确尿液中的红细胞、白细胞、蛋白质有没有超标。如有必要，还可做尿相差显微镜、中段尿培养、尿微量白蛋白与肌酐比值等相关检查来协助诊断。

老年人跌倒不容忽视

伴随着人类期望寿命的延长，人口老龄化进展迅速，老年人的健康和生活质量问题备受社会关注。中国是世界人口大国，也是拥有老年人口最多的国家，老年人跌倒已成为重要公共卫生问题。

世界卫生组织 2016 年数据表明，跌伤是世界各地意外或非故意伤害死亡的第二大原因。全世界每年估计有 42.2 万人因跌伤而死亡，其中 80% 以上发生在低收入和中等收入国家。致命跌伤中 65 岁以上老年人所占比例最大。发达国家 65 岁以上和 75 岁以上的老年人在一年中发生过跌倒的比例分别占 28% ～ 35% 和 32% ～ 42%，而 80 岁以上的老年人在一年中发生过跌倒的比例高达 50% 以上，其中一半以上老年人多次发生跌倒。

40% ～ 70% 的跌倒会造成伤害，10% ～ 11% 的跌倒造成的是严重伤害，5% 的跌倒导致了骨折的发生；跌倒受伤的老年人康复后，20% ～ 30% 会发生身体灵活性下降以及独立生活能力的下降，甚至过早死亡。

老年人跌倒，轻则软组织损伤，重则骨折、脑外伤等，给老年人带来伤痛，甚至失去生活自理能力，乃至造成严重生理、心理及社会功能障碍。跌倒不但严重威胁老年人身心健康、日常活动及生活能力，也为家庭和社会带来了十分沉重的负担。跌倒后恐惧心理会降低老年人的活动能力，使其活动范围受限，生活质量下降。约有 50% 的跌倒者对跌倒产生心理惧怕，因恐惧而减少或避免活动者占跌倒者的 25%。

早在 2000 年就有报道指出，中国跌倒负担为世界之最。跌倒是中国伤害死亡的第四大原因，而在 65 岁以上人群中则为首位。2009 年全国疾病监测系统死因监测数据显示，我国 65 岁以上老年人跌倒死亡率男性为 49.56/10 万人，女性为 52.80/10 万人。随着年龄增长，老年人跌倒死亡率急剧上升。据统计，我国每年至少有 2000 万老年人发生 2500 万次跌倒，直接医疗费用在 50 亿元人民币以上，我国每年老年人跌倒的社会代价估计为 160 亿～ 800 亿元人民币，每次跌倒的直接经济负担为 741.82 元，其中直接医疗费用为 650.77 元 / 次，个人负担的直接费用为 244.76 元 / 次。

哪些危险因素可造成老年人跌倒？

跌倒的危险因素包括机体内在危险因素与外在环境和社会因素。老年人跌倒多为内在因素与外在因素相互作用的结果。了解老年人跌倒的危险因素，可以早期识别高危人群并对其进行干预，减少跌倒发生。

内在危险因素：

生物学因素。年龄越大，跌倒风险越大。性别方面，女性较男性更容易发生跌倒，而男性跌倒的死亡率更高。随着年龄增加，人体解剖组织结构和生理代谢发生一系列变化。整体表现为身高下降、脊柱弯曲、视力减弱、听力下降、肌力降低、认知障碍、行动缓慢和反应迟钝、应变能力减退等。这些功能改变降低了老年人的姿势控制能力，易使老年人跌倒。

疾病因素。疾病是导致老年人跌倒不可忽视的因素之一。神经系统疾病、心血管疾病、眼部疾病、泌尿系统疾病、内分泌疾病、心理疾病等慢性疾病及其并发症会致跌倒风险增加。患者慢性疾病越多，跌倒的风险也越大。

药物因素。研究发现，很多药物会影响人的神志、精神、视觉、步态、平衡等，引起跌倒。随年龄增加，老年人肝、肾功能衰退，药物在体内的半衰期延长，不良反应也会被放大。很多老年人患有多种慢性疾病，常同时使用多种药物，药物之间的相互作用更增加跌倒的风险。有研究报道，与未服用药物的老年人相比，服用 1 种药物者跌倒的危险性是前者的 1.4 倍，服用 2 种药物者则增至 2.2 倍，3 种及以上者则为 2.4 倍。总之，服用的药物种类越多，越容易发生跌倒。目前已知可以显著增加跌倒风险的药物有：精神类药物、心血管药物、降糖药、解热镇痛药、抗帕金森药物等。

心理因素。心理障碍也是不容忽视的跌倒风险因素，如沮丧、抑郁、焦虑等。沮丧会削弱老年人的注意力，导致老年人对环境危险因素的感知和反应能力下降。老年人由于害怕跌倒或自尊心强、拒绝寻求帮助，使得活动减少，行动受到限制，长此以往其肌力和平衡功能不断下降，更增加跌倒风险，而跌倒危险性的增加反过来更加重其害怕跌倒的恐惧心理，形成恶性循环。

行为因素。老年人的危险行为和习惯增加了跌倒的风险，如到高处搬重物、挂窗帘，着急接电话等。能否恰当使用轮椅和拐杖等辅助器具是衡量老年人功能水平的方式之一，若不能恰当使用，则有较大跌倒风险。有老年朋友认为，拄拐杖形象不好，说明自己老态龙钟，潜意识里不想承认自己年老，颤颤巍巍地不拄拐杖走路，结果发生了跌倒。另外，穿着不合适的鞋子、有磨损的鞋底及鞋跟过高、穿拖鞋或鞋带过长亦会增加行走中的跌倒风险。陪护照看能力不足也是导致跌倒的风险之一。

外在危险因素：

环境因素。研究发现，昏暗的灯光，湿滑、不平坦的路面，步行途中的障碍物，高度不合适的家具和摆放位置，滑动的地毯，卫生间未安装扶手、摆放防滑垫等都可能增加跌倒危险。危险环境缺乏警示标识也有可能导致跌倒的发生。室外危险因素包括过高、过窄、没有扶手的楼梯台阶，缺乏修缮的人行道，雨雪天气，人多拥挤等都可能引起老年人跌倒。

社会经济因素。国外研究表明，老年人的婚姻状态、是否独居、家庭收入、受教育水平、医疗条件、与社会的交往程度也与跌倒的发生与否有关。

老年人谨慎防跌倒

老年人一旦跌倒，会产生非常严重的后果。老年人跌倒往往是衰弱、疾病、药物、环境等多种因素相互作用的结果，故应采取多重措施预防老年人跌倒，譬如：慢性病管理、用药指导、身体锻炼、环境评估等。

1. 健康教育

定期对老年人开展预防跌倒健康教育，提高老年人对跌倒的防范意识，使其了解跌倒的严重后果，指导他们规避或消除环境中的危险因素，纠正不健康的生活方式和行为，掌握跌倒发生后的应对措施，预防跌倒发生、减少跌倒伤害。

2. 居家锻炼

2010 年美国老年医学会和英国老年医学会的《老年人跌倒预防临床实践指南》指出，肌力、步态及平衡功能训练可以减少老年人跌倒概率。规律、适宜的力量训练可以增加老年人的肌肉力量，改善肌肉功能，提高平衡能力、协调性、步态稳定性和灵活性，改善深感觉及共济运动、减少反应时间，从而减少跌倒发生。老年人应养成每天运动锻炼的好习惯并持之以恒，运动量以体能和健康状态为基础，掌握运动强度，劳逸结合，量力而行，循序渐进。20世纪90年代新西兰跌倒预防研究小组专门为老年人防跌倒设计的奥塔哥居家锻炼项目，已被证实能增强下肢肌肉力量并改善躯体平衡功能，有效预防老年人跌倒。这套运动已在上海市普陀、浦东、青浦、崇明、徐汇的几个社区中推广，坚持锻炼的老年朋友均体会到了该锻炼项目的益处。

3. 调整生活方式

放慢起身、下床的速度，避免睡前饮水过多以致夜间多次起床；晚上床旁尽量放置小便器。

将经常使用的东西放在不需要梯凳就能够很容易伸手拿到的位置；尽量不要在家里登高取物；如果必须使用梯凳，可以使用有扶手的专门梯凳。

走路保持步态平稳，避免携带沉重物品。

转身、转头时动作一定要慢。

避免去人多及湿滑的地方。

使用交通工具时，应等车辆停稳后再上下。

避免走过陡的楼梯或台阶，上下楼梯、如厕时尽可能使用扶手。

鞋子要合适，鞋对于老人保持躯体稳定有十分重要的作用，应该尽量避免穿高跟鞋、拖鞋及易于滑倒的鞋，要穿舒适的平底防滑鞋。

指导有需要的老年人正确使用辅助器具，使用合适长度的拐杖或助行器，将它放在触手可及的位置。

避免在他人看不到的地方独自活动。

如家中养宠物，将宠物系上铃铛，以防老年人不注意时被宠物绊倒摔跤。

4. 合理用药

要预防老年人因药品跌倒，须得牢记：

就诊时，请医生检查自己服用的所有药物，减少不合理用药，凡可能引起跌倒的药物必须从小剂量开始给药，缓慢增量，密切观察用药反应，维持疗效的同时，努力将不良反应降至最低。

按医嘱正确服药，切忌乱服药，杜绝随意增加剂量与种类，了解药物的副作用，用药后动作宜缓慢，以防跌倒发生。

5. 防治骨质疏松

老年人要加强膳食营养，保持均衡饮食，适当补充维生素 D 和钙剂，增强骨骼强度。

6. 矫治视力障碍、听力障碍及其他感知障碍

有视、听及其他感知障碍的老年人应佩戴视力补偿设备、助听器等。白内障患者如果视力严重受损，应尽早手术，视力改善能减少跌倒发生。

7. 心理干预

多关心老年人，尤其是孤寡老人，为老年人创造和谐快乐的生活状态，避免使其有太大的情绪波动。帮助老年人消除如跌倒恐惧症等心理障碍。

8. 环境改造

家居环境无障碍。调查显示，老年人跌倒一半以上发生在家中，故家庭内部干预非常重要。应合理安排室内家具高度和位置，家具摆放位置不要经常变动，移走可能影响老人活动的障碍物，不将杂物放在经常行走的通道，保持行走过道通畅无障碍；将室内所有小地毯拿走，或使用双面胶带，防止小地毯滑动；尽量避免东西随处摆放，电线收好或固定在角落，将常用物品放在老年人方便取用的高度和地方；尽量避免地面的高低不平，去除室内台阶和门槛；居室内地面防滑，保持地面平整、干燥，过道安装扶手；选择好拖地的时间，提醒老年人慢走、防滑。老人下肢没力量，从软沙发起身，需要胳膊支持，支持不住极

易摔伤，故老年人尽量不要坐软沙发。

卫生间是老年人活动最为频繁的场所，也是最容易受伤的地方，卫生间的环境安全要特别关注。卫生间地面应防滑，保持干燥；许多老年人行动不便，起身、坐下、弯腰都比较困难，建议在卫生间浴缸旁、马桶旁安装扶手；浴缸或淋浴室地板上放置防滑橡胶垫。

光线充足对预防老年人跌倒非常重要，应改善家中照明，使室内光线充足、明亮，避免眩光，包括过道、卫生间和厨房；老年人夜尿次数增多，易起夜，老年人床边应放置伸手能摸到的台灯或手电，在行经的过道可设置感应式的照明灯或夜灯，以减少夜间起床时发生跌倒的概率。

社区环境。道路要平整，路灯要明亮，尽可能在台阶处安装扶手；保持楼道干净，不堆积杂物；雨雪天气及时清理路面；加强宠物管理；设立防跌倒警示牌。

生活篇

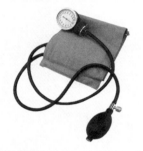

正确合理选择保健品

所谓保健品是指具有特定保健功能的食品，即适宜于某一特定人群食用，具有一定的调节机体功能，但不以治疗疾病为目的的食品。在国外，保健食品也被称为功能（性）食品或健康食品。对保健食品的基本要求是：必须经动物或人体试验证明，有明确、稳定的保健作用；安全无毒；配方组成及用量有科学依据，有明确的功效成分或功效原料；必须经过严格审批，不能随意宣传其疗效作用。

选用保健品要科学，保健品不同于药品，再好也只是食品，并不能吃上几粒或喝上一瓶就像药物一样具有立竿见影的效果，其作用往往是长期和缓慢的，只有在坚持食用一段时间后才能看出效果。保健品可以起到预防、调节和纠正机体亚健康状态的作用，它只能对某些疾病起到辅助治疗作用而不能替代药物治疗，故只能在药物治疗的基础上酌情服用。千万不要轻信一些保健品广告中类似"包治百病"的误导和不实宣传而随意终止正规药物治疗，否则很可能会贻误病情，酿成大祸。

每种保健品只适宜特定人群食用，选用保健品要因人而异，根据不同年龄、体质及健康状况有针对性地选择。选择不当，不仅起不到保健作用，浪费金钱，还很可能对人体产生不同程度的危害。选用保健品要注意以下几点：

注意看是否对症，勿轻信。很多人受某些广告的诱导或亲朋好友的影响盲目服用保健品。其实，每种保健食品都有其相应的适应范围，在此范围内又有最适应的症状，如用于抗疲劳的保健品只适用于体力劳累而无法消除精神疲惫，对用脑过度而疲劳的人，食用这类保健食品无效。要根据自己的需要有针对性地选择，因人制宜，因时制宜。

购买时要认清卫生部批准文号和规定标志，注意研究产品说明书，包括有效成分的名称及含量、主要功能、适应范围、规格、服用方法等。还要看清是否含有激素，老人及青少年应慎用含激素的产品，以免产生副作用。此外，还要核对外包装上说明的保健作用是否与广告宣传相符，不要轻信某些广告宣传中的所谓高吸收率、有效率、治愈率等。

注意生产日期和保质期。保健品尤其是口服液的保质期很短。保质期内，保健品的有效成分才有活性，否则效果就会大打折扣，甚至可能产生副作用，因此务必注意生产日期及有效期限。

购买时注意产品的品牌、厂家、产地，一般应购买知名度较高厂家的产品。国内保健品市场比较混乱，知名厂家生产规模较大，生产工艺较先进，产品质量有保证。此外，购买保健品应到大的医药商店购买，以免伪劣品损害健康。

注意听取医生的建议。选择保健品要根据每个人不同的健康状况、年龄、身体素质而定。购买和服用保健品前，最好听听医生的意见。对于自我感觉良好，营养摄入正常，各类健康指标正常的青壮年，一般没有必要服用保健品；而对于某些特殊人群如中老年、少年儿童以及处于亚健康状态或机体某些功能失调者，可适当服用合适的保健品。

选购保健品时，应注意某些保健品对人体可能产生的副作用，如减肥类保健品可能导致腹泻而影响营养素的吸收等。

目前，正式纳入我国保健食品管理范围的"特定保健功能"项目有增强免疫力、辅助降血脂、辅助降血糖、辅助降血压、辅助改善记忆、减肥、通便、缓解体力疲劳等27种，这么多种类的保健品该如何选择呢？

如何选择美容养颜类保健品？

这类保健品能让你消除或减少因内分泌紊乱而导致的青春痘、黄褐斑等，但很多美容养颜类保健品实际上是为你补充雌激素，并不适合每个人。因此，在选用美容类保健品之前最好先听取医生的意见。

如何选择清热排毒类保健品？

如果你有便秘、青春痘等困扰，可以选择清热排毒类保健品，它能促进新陈代谢，调整内分泌，流畅气血，但对于气血虚弱的人并不合适。在选择排毒类保健品之前最好先听听中医的意见。

如何选择维生素制剂？

由于饮食习惯和饮食结构等原因，我们很容易缺乏维生素。建议按照医嘱或说明书的剂量服用，如摄入量过大可能引起毒性症状。市场上出售的复合维生素制剂会跟某些药物相冲突，因此患病吃药时请注意药物和保健品之间的相互作用，必要时暂停服用复合维生素制剂。

如何选择补血类保健品？

由于月经、妊娠等原因，女性容易患缺铁性贫血，出现头晕、疲倦、乏力、面色苍白等症状，可选用补血类保健品。但如果贫血情况严重，则必须找医生解决根本问题。

如何选择补钙类保健品？

补钙可以防止骨质疏松。据调查，中国人普遍缺钙。不同年龄阶段对钙的需求不一样，成年人每日需要钙800毫克，孕妇、哺乳女性、更年期女性日平均需要量为1200毫克。钙剂分为无机钙和有机钙两种，碳酸钙为无机钙，柠檬酸钙、乳酸钙、葡萄糖酸钙为有机钙。晚上睡觉前补钙还可以改善睡眠质量，并防止夜间血钙浓度下降引起的抽搐。

如何选择抗疲劳保健品？

现代人容易出现亚健康状态，也就是介于健康与疾病之间的"第三状态"，疲劳是亚健康状态最常见的表现之一。某些抗疲劳保健品只适用于消除运动后的体力疲劳，运动员和喜爱运动、健身的人士可食用一些抗疲劳保健品。但对于用脑过度产生疲劳感的人，食用抗疲劳保健品无效，适当的休息才是消除疲劳的最好方法。

糖尿病患者如何选择保健品？

目前市场上常见的糖尿病保健食品有五类：一类是膳食纤维类如南瓜茶，能延缓葡萄糖的肠道吸收，促进排便；一类是微量元素类如强化铬的奶粉；一类是中药类；

一类是生物制品如苦瓜含片；还有一类是无糖食品，比如无糖饼干等，虽然不含蔗糖，但是添加了甜味剂，同样含有一些热量，如果过多食用也会导致血糖升高。无论哪一类保健品，在功效上只是调节血糖而不是降糖，最好在医生指导下使用。

此外，便秘者可选择通便和调节肠道菌群的保健品；更年期、绝经期妇女可选用大豆异黄酮预防骨质疏松；体质虚弱、肿瘤患者可选用增强免疫功能的保健品如灵芝孢子粉等；心脑血管病或高血压、高血脂、高血糖、肥胖患者可适当补充鱼油制剂以降低发生心脑血管的危险性，但购买时一定要注意有无我国权威部门的质量检验证书，鱼油中可能含有汞等有毒物质，服用质量不达标的鱼油可能发生汞中毒。

心脏病、高血压患者别贪杯

俗话说"无酒不成席"。酒席上推杯换盏，觥筹交错，热闹非凡。但提醒患有心脏病、高血压的朋友：千万不要贪杯。过量饮酒很可能造成严重后果。

长期过量饮酒会造成全身多器官损伤。对高血压患者而言，过量饮酒可导致血浆皮质醇、肾素等水平升高，造成血管收缩，血压进一步升高，甚至引起脑中风。过量饮酒还可增强血小板的凝集功能，并直接作用于脑血管平滑肌，引起大血管和微血管痉挛，使血流量减少，导致脑中风发生。过度饮酒也可引起交感神经系统兴奋，出现心率增快、心肌收缩力增强，引起冠状动脉痉挛及心肌耗氧量增加，导致心脏病突然发作。乙醇还能直接对心肌细胞产生毒性作用，损伤细胞膜及线粒体，导致心肌坏死及间质纤维化，引发心律失常或心肌梗死。

研究表明，适量饮酒可以改善心血管功能，降低心肌梗死、中风、动脉粥样硬化及冠心病等疾病的发病率。中国营养学会建议，成年男性一天饮用酒精量不超过25克，相当于麦芽浓度在12度的啤酒600毫升，或10度葡萄酒250毫升，或50度白酒50毫升；成年女性一天饮用酒精量不超过15克，相当于麦芽浓度在12度的啤酒350毫升，或10度葡萄酒150毫升，或50度白酒30毫升。如果实在喜欢饮酒，请喝低度酒（20度以下的酒），包括葡萄酒、黄酒、啤酒、清酒和果酒，但是如果有高尿酸血症或痛风，则禁饮啤酒。

饮酒时应避免空腹，饮酒速度宜慢，饮酒后可多喝水以稀释血液中的酒精浓度，加速酒精排泄。

有高血压、心脏病的中老年人，为了您的健康，饮酒时一定要适可而止，以免带来不可逆的身体损伤。

关注老年人营养

　　人进入老年期，由于活动量减少，基础代谢率降低，重要器官的生理功能有不同程度的减退，包括：牙齿脱落，味蕾减少，味觉功能下降；消化酶分泌减少，消化功能下降；肠蠕动功能下降，易便秘；蛋白质分解超过合成，机体抵抗力下降；女性雌激素分泌减少。这一系列的生理性变化使机体营养成分的吸收、利用下降。

　　老年人对各种营养素的需要与青壮年有所不同。老年人的热能需要量随年龄增大而减少，总热量在1500～2400千卡即可维持一般生理活动的需要。因此，老年人对饮食量应加以控制，以防热能摄入过多。

　　多数专家主张，老年人的蛋白质供给不应低于青壮年的供给量。老年人蛋白质供应量以每日每公斤体重1～1.5克（占食物总热能的10%～15%）为宜，同时摄入优质蛋白质的量应占总量的50%左右。优质蛋白质多存在于瘦肉、禽蛋、奶、豆制品中，例如，100克牛肉含20克蛋白质，一只50克的鸡蛋含7.35克蛋白质。有些老年人怕身体发胖和胆固醇增高，认为吃素食可以保证健康。研究表明，素食能养生却不利于强健身体。老年人如长期食素，蛋白质得不到充分供给，会造成消耗大于供给，引发机体抵抗力下降等一系列不良后果。临床医学发现，蛋白质不足还是引起消化道肿瘤的一个重要原因。因此，要保证足够的蛋白质供应。

老年人总热能摄入减少，而蛋白质需求量相对不变，故膳食中脂肪与糖类的供给应该减少。脂肪摄入过多易产生高脂血症，继之会引发高血压、冠心病等。老年人脂肪摄入量占总热能的20%～25%为宜，胆固醇的摄入量在300毫克/天以下为宜，要增加ω-3脂肪酸和磷脂的摄入。老人应少吃牛肉、羊肉等红肉，少食动物内脏、蟹黄、蛋黄和肉皮，多吃豆类、鱼肉、去皮鸡肉等食物。大豆含胆固醇与卵磷脂，对降血脂有意义。老年人应控制糖类的摄入量，因为糖在体内可转化为脂肪，使人发胖。碳水化合物在总热量中占的比例应在60%上下。

膳食纤维对于老年人有特殊意义，因纤维素有利于消化和促进肠的蠕动，可防止便秘，故有利于预防肠癌。近年来的研究表明，膳食纤维尤其是可溶性纤维对血糖、血脂代谢都有改善作用，对老年人特别有益。我国膳食纤维推荐摄入量为 30 克 / 天。

大量的科学研究发现，人体组织、器官功能的减退与维生素缺乏有关。应多摄入维生素 A、维生素 C、维生素 E 等，以增强老年人抗衰老、抗疾病能力。维生素 E 在麦胚油、花生油、芝麻油、绿叶植物、肉、蛋、奶中较丰富。维生素 C 广泛存在于蔬菜和水果中。

老年人容易缺钙，可引起骨质疏松和骨折，饮食中应增加钙和维生素 D 的含量以保证骨骼的强健。老年人应每日饮 1～2 袋奶，奶是钙的最好来源。同时可食用豆制品、蔬菜、水果等以获得每日所需的 800 毫克钙质。此外，老年人应保证每日半小时的户外活动，多晒太阳，阳光是维生素 D 的最好来源。值得注意的是，老年人必须限制钠盐的摄入，盐能使水分在体内潴留而加重心脏负担。动物血是铁的良好来源。

人体内所含的微量元素有必需微量元素（硒、锌、氟、铁、铜、碘等）和应当避免摄入的毒性微量元素（砷、汞、锑、铅、铋、铝等）。必需微量元素虽然含量低于体重的万分之一，但对人体的生命活动具有极为重要的作用。老年人适当补充必需微量元素对于抗衰老、预防和治疗各种疾病具有重要意义，但并非多多益善。

总之，老年人的膳食要多样化，各种食物都要有，以获取均衡营养。要控制能量摄入，防止超重或肥胖，保持理想体重。情绪乐观，坚持适宜体力活动与户外活动，促进代谢，增进食欲。选择易于消化吸收的烹调方法并注意食物的色、香、味以增进食欲。对于咀嚼有困难的老年人，应将食物切成小块后食用。食物不宜过精，粗细搭配。每日饮食中应包括250克左右的主食、适量的鱼虾和瘦肉、50克豆制品或100克豆腐、一袋牛奶、30毫升以下的烹调油。蔬菜一天应摄入400～500克，一半以上是深色蔬菜，这些蔬菜的维生素含量高；水果一天100～200克。少食多餐，饥饱适中。少吃油炸、烟熏、腌制食品。只有荤素搭配，营养全面，才是健康长寿之路。

便秘的防治

便秘是指排便频率减少，7天内排便次数少于2～3次，粪便量少，干硬并有排便困难。有些人习惯于2～3天排便一次，但只要大便不干燥硬结，排便时通畅无痛苦，就不能算便秘。当粪便在肠腔内滞留时间过久，内含水分被过量吸收，变得干燥坚硬且排便时间延长，大便难以排出，伴有肛门坠胀、疼痛，或腹胀、腹痛时才算真正便秘。故不能以每天排便一次作为正常排便标准，应以个人排便习惯确定是否属于便秘。

便秘原因可分为功能性和器质性两大类：

1. 功能性便秘

精神、神经因素。许多人便秘都是因为忽视了及时排便的重要性。排便动作受大脑控制，工作繁忙或周围找不到厕所时，大脑作用于人的意识，便意受到抑制。抑制排便次数增加，久而久之直肠壁上神经细胞对粪便进入直肠后的压力感受性迟钝，使粪便停滞时间增加，不引起排便反射。此外，工作压力大、情绪紧张、忧愁、焦虑、注意力高度集中或精神受到强烈刺激、生活习惯的改变也会引起便秘。例如外出旅行，或者睡眠不足，都会使结肠蠕动失常或痉挛而引起便秘。一旦生活恢复正常，便秘症状就会自行消失。

胃肠道运动缓慢。营养缺乏，特别是 B 族维生素缺乏，甲状腺机能减退等，可影响胃肠道正常蠕动，排便反射减弱。

肠道所受刺激不足。由于进食过少，或所吃食物过于精细，缺乏植物纤维素，或喝水太少使结肠得不到一定刺激，不足以刺激直肠壁的神经感受细胞产生排便反射而形成便秘。

排便动力缺乏。排便是个力气活，不仅需要肛门括约肌的舒张，提肛肌的向上向外牵拉，还需膈肌下降，腹肌收缩及大腿肌收缩来加强排出。人们用力排便时，通过以上肌肉收缩使胸内压和腹内压急剧上升来推动粪便排出。因年老体弱，膈肌、腹肌、提肛肌收缩力减弱，妇女生育后腹壁松弛，手术使肛门肌群损伤等，排便动力缺乏，也会引起便秘；慢性肺气肿、严重营养不良、甲状腺功能减退、糖尿病神经病变、各种原因的肠麻痹等，均可使排便肌群肌力减弱而导致便秘。

肠壁反应减弱。经常服用泻药或灌肠，可使直肠失去敏感性，便意迟钝，积粪过久而产生便秘。

药物性便秘。长期服用某些药物，如镇静剂、止痛药、降压药、钙片、铝铋制剂，或经常服用某些抗生素等，都有可能发生便秘，久而久之则形成习惯性便秘。有的人长期便秘苦不堪言，只好靠服用泻药来通便，由于泻药经常刺激肠道，使肠壁对刺激的反应能力减弱，又加重了便秘，形成恶性循环。

2. 器质性便秘

腹腔内、大肠、肛门内出现实质性病变，阻碍或影响了粪便的正常通过和排出。例如大肠、肛门的肿瘤、慢性炎症或手术疤痕造成肠腔狭窄，或巨结肠引起的直肠痉挛性狭窄。

长期便秘，体内有害物质不能及时排出，会引起腹胀、食欲减退、口内有异味、面色灰暗、肌肤失去光泽、脸上长雀斑和粉刺；还会引起贫血、肛裂、痔疮，增加直肠癌的发病率。对中老年男性患者来说，便秘可能加重前列腺疾病。坚硬的大便堆积在直肠内，会压迫直肠前方的前列腺，造成血流不畅。如年龄较大，有心脑血管疾病，便秘可能是一个致命的危险因素，用力解大便会使血压升高，机体的耗氧量增加，易诱发脑溢血、心绞痛和心梗。故保持大便通畅十分必要。

便秘的治疗包括饮食、锻炼、改变不良生活习惯等。

1. 合理饮食

水：增加饮水量以软化粪便，虽然各种液体都有效，但最好的选择还是水。可以喝当天烧开后自然冷却的温开水，或者喝枸杞茶、绿茶。也可每天早起后喝一杯白开水兑一汤匙蜂蜜。

软：人到中年以后，胃肠道功能降低，需饮食熟软食物，有利于脾胃消化吸收及肠道排泄。

粗：常吃富含膳食纤维的食物，如全谷食品、薯类、青菜、白萝卜、芹菜、丝瓜、菠菜、海带、番茄、韭菜、木耳、苹果、香蕉、梨等，每天可适当选择其中几种食物搭配食用。纤维食物名单的榜首包括熟的脱水豆类、葡萄、燕麦。肠道内的正常细菌可使豆类发酵、产气，促进肠蠕动；膳食纤维可在肠道中吸收水分，使粪便的体积和重量增大，刺激肠蠕动，促进排便。美国饮食协会建议成人每天摄取 20～35 克膳食纤维，便秘患者则至少 30 克。半杯绿豆含 5 克膳食纤维，一个小苹果含 3 克膳食纤维，一碗燕麦麸含 13 克膳食纤维。

2. 运动

腹部按摩：仰卧在床上，双侧膝关节稍弯曲，用右手由右下腹到左下腹顺时针按摩，每次绕腹部 50～100 圈，早晚各一次。

腹式呼吸：胸部保持不动，吸气时最大限度地向外扩张腹部，呼气时最大限度地向内收缩腹部，早晚各做一次，时间为 15 分钟，使小腹、腰背部有发热感觉。

屈腿运动：仰卧在床上，弯曲双膝关节，尽量使两侧大腿贴近腹部，然后还原，重复十几次。

散步：吃完饭 1 小时后散散步能促进肠胃的蠕动。

骑自行车或踏车运动：骑自行车可以促进肠道蠕动；年龄大无法骑自行车和不会骑自行车者可以仰卧在床上，轮流屈伸两腿，模仿踏自行车的运动，动作要快而灵活，屈伸范围尽量大。

慢跑：跑步可使肠管受到震荡，促进蠕动，有助于解除便秘。

划船：划桨的动作能使腹内压力周期性地增高，刺激肠蠕动。

3. 放松心情

人受到惊吓或紧张时，会嘴巴干涩，心跳加速，肠子也会停止蠕动。如果你感到便秘的压力，不妨试着放松自己，或者听些节奏轻快的音乐，保持心情舒畅。

4. 定时排便

每天要定时训练排便，建立排便条件反射。可选择早晨的固定时间或午饭后的工作空当，不管当时有无便意，坐马桶10分钟，有利于形成排便的条件反射，养成定时排便习惯。有便意时千万不要忍，马上去厕所排便。

不少便秘患者服用泻药帮助排便。便秘者偶然使用泻药不会有不良后果，长期使用会产生药物依赖，且服用时间长了反而会抑制肠蠕动而加重便秘。泻药分为刺激性泻剂（大黄、番泻叶、酚酞等），盐性泻剂（硫酸镁等），渗透性泻剂（甘露醇、乳果糖口服液等），膨胀性泻剂（用麸皮、魔芋粉、琼脂做的充肠剂）和润滑性泻剂（如石蜡油）。服用泻药应注意以下几点：

不同泻药原理不同，用药前必须弄清各种泻药的药性、用法、用量和禁忌，以免发生差错。泻药都有不同的副作用，一般不宜长期服用。

服泻药要从最小剂量开始。人体对泻药有适应性和耐受性，长期服用会使药效减低，如剂量过大会增加副作用。服药后如出现腹泻，说明药量过多，应适当减量；反之，服药后排出的大便仍然是干燥的，需逐渐适当增加剂量或更换品种。

注意服药时间。泻药服药以后需经过一定时间才有大便排出。这段时间的长短，因药物种类和剂量不同而不同，人的敏感程度也有差异，有人服药后，因时间未到未排便就追加泻药，结果引起腹泻。润滑性泻药适用于年老体弱者，每晚临睡前服液体石蜡 10 ～ 20 毫升，第二天早晨起床后一般可排便，这样比较符合正常排便规律，有利于纠正便秘。

如果没有把握该选择哪种泻药，最好到医院就诊，听从医嘱用药。

关注老年人皮肤健康

　　皮肤覆盖人体的表面，是人体最大的器官，总面积成人约 1.5 平方米，厚度约 0.5～4 毫米，除具有防护、吸收、分泌、排泄、感觉和调节体温等生理功能外，还参与各种物质的代谢，并具有重要的免疫功能。皮肤由表皮、真皮和皮下组织构成，主要成分是胶原蛋白。

　　除手掌、脚底和手指、脚趾的屈面外，皮脂腺分布于全身。老年人往往皮脂腺分泌少，皮肤干燥，如长期不加以护理会产生皱纹，所以必须进行适当的皮肤护理。

　　皮肤的主要营养依次是水、蛋白、脂肪、矿物质和维生素。摄入太多的糖会使蛋白糖化，使皮肤产生皱纹；身体如果缺乏水，皮肤就会干瘪；缺乏蛋白，皮肤将不能及时更新，导致死皮增加；缺乏脂肪酸家族中的要员——亚麻酸，皮肤会干燥无光；缺乏维生素 A 会脱皮；缺乏维生素 C 和维生素 E，皮肤会失去弹性、变暗。

老年人容易发生皮肤瘙痒，这与多种因素有关，例如代谢异常（如糖尿病、黄疸等）、变态反应和炎症反应的化学介质均可引起瘙痒。因此，必须避免各种刺激，糖尿病或黄疸的患者应积极配合医生的治疗。此外，瘙痒时切勿用手挠抓患处，因抓破后易继发感染，也勿用热水烫，热水烫虽然能暂时止痒，但有可能烫伤皮肤或出现刺激性皮炎。

平衡的饮食能够给皮肤提供足够的营养。应多吃美容食品如鱼类（三文鱼、金枪鱼），肉类（鸡肉、牛肉、羊肉），蛋类（鸡蛋），植物油（亚麻油、核桃油），坚果（核桃、芝麻），豆类（大豆），蔬菜（西兰花、生菜、菠菜、番茄、大蒜），水果（蓝莓、草莓、樱桃）等；摄入多种维生素、矿物质，包括维生素 A、维生素 B、维生素 C、维生素 E、锌、硒等；多喝水。饮食宜清淡，忌酒及辛辣食物。

此外，还需注意以下事项：

坚持每天按摩 1 ~ 2 次面部，每次 5 分钟左右，促进血液循环，改善皮肤生理功能，皮肤干燥者洗脸后可使用尿素脂、甘油或保湿霜。

洗澡时忌揉搓过重，不使用碱性过强的浴液或肥皂。洗澡次数以每周 1 ~ 2 次为宜，太勤会使皮脂减少更为加剧，更易发痒、皲裂。洗澡时水温不宜超过 40℃，水温过高会给皮肤带来损伤。洗澡后应该经常搽凡士林之类的滋润性护肤品，以保持皮肤湿润。

尽可能选用纯棉、真丝类不易产生静电的衣物做内衣、内裤、衬衫等。

避免过大的精神压力。

保证足够的睡眠以增进机体免疫力。

适量的运动和按摩可以促进皮肤的血液循环。

有过敏性皮肤病史的人，户外活动时要小心，避免皮肤沾到花粉等物质，一旦发生过敏，立即离开过敏源。

夏日炎炎，过度的光照会使皮肤变黑并加速衰老。应避免或减少烈日的暴晒，户外活动前要涂防晒霜，应戴帽子、打防晒伞。

冬季皮肤裸露部位极易冻伤，应注意这些部位的保暖，忌穿潮湿的衣服、鞋袜。手脸洗后擦干出门。

经常脱发怎么办？

  头发是皮肤的附属器之一，由毛囊和毛发两部分组成，主要成分是角质蛋白。毛囊最底部有一凹陷称为毛乳头，富含血管和神经，为头发的生长提供营养物质和氧气。如毛乳头被破坏或退化，头发就停止生长，并逐渐脱落。头发每天生长 0.27～0.4 毫米，一个月大约生长 1 厘米。头发的生长分为生长期、退行期和休止期。不同部位毛发各期长短不一，生长期一般为 2～6 年，退行期为数周，休止期约 4 个月，随后脱落。正常人头发有 10 万根以上，每日可脱落 50～100 根头发，同时有相同数量的头发再生。

  头发是人体不可缺少的组成部分。它对头部有保护作用，可以缓冲和抵挡外来因素对头皮的刺激。冬季起到保暖作用，夏季起到散热作用。头发的生长不仅与遗传因素有关，也与体质强弱、精神状况、饮食营养、生活习惯等有密切关系。

脱发可发生于任何年龄。过重的精神压力、精神创伤、强烈持久的情绪刺激可导致短时间内严重脱发。化疗药物所致的脱发也很常见，但停药后能逐渐恢复。一些严重的急性传染病如麻疹以及慢性肾炎、内分泌系统疾病等均可导致脱发。一个人如严重脱发，会产生苦恼和心理负担。故脱发者要保持乐观情绪、良好心态，不过度焦虑和紧张，积极配合医生治疗。

头发保健既要从头发的局部做起，又要注意全身的健康。

洗头频率要根据发质、自然季节、个人工作性质来决定，一般每2～3天洗一次头为宜。洗头时要选用合适的洗发液，避免过多使用碱性洗发剂，油性头发可选用去污力略强的洗发剂，干性头发可选用滋润型洗发剂，中性头发可选用温和的洗发剂。洗头时水温37℃～38℃最适宜，过烫的水容易使头发受损伤而变得松脆易折断。要将洗发水按摩至起泡后再涂在头发上，不要直接倒在头发上。洗头时用手指轻揉发根和头皮，不用指甲猛抓头发以免损伤头皮。要彻底将洗发水冲洗干净，否则洗发水中的碱性成分残留在头皮和头发上会损伤头发。洗发后可适当使用护发素。梳头时用力要均匀，不要用力拽。梳子不要过尖、过硬，头皮瘙痒时不要用梳子拼命挠头，这样更易刺激头皮，损伤头发。可适当按摩头皮，促进头皮血液循环。洗发、烫发、吹风都会对头发角质细胞造成损害，使头发失去弹性和光泽，甚至分叉、折断。因此，要尽量让头发自然干燥，使用电吹风时勿用强挡。

皮肤和头发的主要营养依次是水、蛋白、脂肪、矿物质和维生素。缺乏蛋白，皮肤和头发细胞将不能及时更新，导致死皮增加，新发减少。缺乏脂肪酸家族中要员——亚麻酸，皮肤和头发会干燥无光。缺乏维生素B、叶酸或锌，头发会变油性或变白。因此，要得到真正健康的头发，必须具有平衡的饮食习惯，平衡饮食能够给头发提供足够营养。应多吃鱼类，肉类，蛋类，坚果（核桃、芝麻），豆类（大豆），蔬菜（西兰花、生菜、菠菜、番茄、大蒜），水果（蓝莓、草莓、樱桃）等；摄入多种维生素、矿物质，包括维生素A、维生素B、维生素C、维生素E、锌、硒等；多喝水。少吃辛辣食品。

夏季强烈的紫外线照射可使头皮中的胶原纤维、弹力纤维发生变性，从而影响头发的生长和营养。因此，夏季应避免或减少烈日的暴晒，户外活动应戴帽子、打防晒伞。

应避免过大的精神压力，保证足够的睡眠以增进机体的免疫系统。

　　总之，充分的营养、良好的生活习惯、乐观的情绪和精神面貌能够保持头发的活力与健康。

警惕电子产品成为眼睛"隐形杀手"

近年来随着人民生活水平的提高及科技进步，电子产品越来越普及，电子产品的应用呈现人口众多（2016年我国移动手机用户已达13.16亿）及低龄化趋势的特点。由此带来的眼部问题越来越多。世界卫生组织最新报告显示，我国小学生中近视的发生率已达40%。

眼部干涩、疲劳，甚至诱发角膜炎。眼睛最前面是角膜，角膜表面还有一层泪膜，是用来杀菌、保护、滋润和营养角膜的。正常人每4～6秒眨眼一次，泪膜所含营养物质均匀地分布到角膜表面，起到滋润作用。双眼长时间紧盯电子屏幕，眨眼和眼睛活动次数减少，再加上环境、温度、湿度等影响，会导致角膜表面失去滋润和保护，出现眼部干涩、疲劳、异物感等症状，严重者还可发生角膜炎。

手机离眼睛太近、路途颠簸等易使眼睛疲劳。美国某眼科杂志的研究发现，因电子产品内容吸引人，人们不知不觉将电子产品距眼睛很近阅看。近距离阅看会使眼睛睫状肌收缩幅度增大，时间一长，睫状肌容易疲劳。路途颠簸，视距频繁变化，为看清屏幕文字、图形等，眼睛调节肌尤其是睫状肌必须频繁运动，久之睫状肌就会疲劳或痉挛，造成调节性近视。

强烈光线可对眼底造成损伤。电子设备的屏幕亮度很强，进入眼睛的光线增多，会引起瞳孔自动收缩，也易带来瞳孔括约肌疲劳和炫目。经常接受光线照射，对晶状体、眼底都可能造成一定损伤。蓝光照射下，视网膜感光细胞凋亡的比例会增大。蓝光是仅次于紫外线的高能量短波长光源，对眼部组织穿透力强，这些短波长光线对视网膜的慢性损伤正是老年黄斑变性形成的主要病因。黄斑是视网膜最重要的区域，它的感光细胞较多，对光线的感觉最敏锐，长期接受强光照射，会增加患白内障的可能。

那么在电子时代怎么保护我们的眼睛不受伤害呢？

1. 保持距离

一般说，看书或手机时，33～40厘米是比较合适的阅读距离；使用电脑时眼睛距离屏幕60厘米比较合适。

2. 适当提供背景光

无论看电脑还是手机，最好都将电子产品的亮度调节到舒适程度，并为自己提供一定的背景光，背景光可以相对电子产品的光稍弱一些。

3. 控制时间

时间方面，建议使用电子产品 20 分钟就停下来，让眼睛休息 10 ～ 15 分钟，可以看看 5 米外的远方，也可以闭目养神。

4. 使用某些软件，实施语音播放取代用眼阅读

苹果手机自带 voiceover 软件，可以用它来辅助阅读，减少长时间看手机对眼睛的伤害。

5. 补充 B 族、C 族维生素和以下物质

紫薯等紫色食物都具有一个共同点，就是它们都含有一种叫做花青素的物质。花青素具有极强的抗氧化作用，当属最佳的天然"护目食品"。

菠菜。菠菜护眼主要是因为叶黄素，菠菜是叶黄素的最佳来源之一，而叶黄素对于预防眼睛衰老导致的"视网膜黄斑变性"十分有效。

胡萝卜。胡萝卜中的 β-胡萝卜素具有很强的抗氧化作用，β-胡萝卜素经小肠吸收转化成的维生素 A，又称视黄醇，可促进眼内感光色素形成，对维持正常视觉功能有重要作用。

蓝莓。蓝莓中含量非常高的花青苷色素，对眼睛有很

好的保养作用，可以缓解眼睛疲劳，改善视力。

此外，香蕉、西兰花、枸杞、樱桃等都是保护眼睛的食品。

电子按摩器，不当使用危害大

　　电子按摩器能促进按摩部位的血液循环，加速该部位组织的新陈代谢，缓解局部肌肉的痉挛，起到放松和舒缓作用，已被越来越多的人所接受，尤其适用于腰腿痛、颈肩痛、疲劳和神经衰弱的患者。但电子按摩器与医院里的理疗仪有区别，它仅能起到保健作用，且并非人人皆宜，如使用不当还会有不良后果。使用电子按摩器时要注意以下事项：

　　1. 肿瘤患者不宜使用电子按摩器按摩，按摩刺激可使局部血流量增加，导致肿瘤扩散而加重病情。

　　2. 有皮肤病及皮肤破损者不宜在皮肤病变处局部按摩，例如湿疹、癣、疱疹、疖痈、脓肿、蜂窝组织炎、溃疡性皮肤病、烫伤、烧伤等。

　　3. 有严重感染者如骨髓炎、骨结核、化脓性关节炎等患者，不宜全身按摩，以免炎症扩散。

4. 骨折或关节脱位的早期不能使用按摩器，以免造成骨折断裂处移位或关节进一步损伤。

5. 有血液病及出血倾向者不宜使用按摩器。

6. 诊断不明的急性脊柱损伤不宜使用按摩器。

7. 体内有金属固定物者不宜使用按摩器。

8. 孕妇、儿童不宜使用按摩器。

9. 妇女月经期不宜做腹部按摩。

10. 体质虚弱者不宜使用按摩器，例如久病体虚、年老体弱者。

11. 极度疲劳、空腹、饱食、酒后、剧烈运动后不宜全身按摩。

12. 按摩器不要放在头颈两侧的颈动脉处进行按摩，以免发生意外。

13. 按摩强度要以自然、感觉舒适为宜，初始按摩可以先选择弱挡，按摩一段时间无不适，可以调节到强挡。按摩过程中或在按摩后若身体感觉不适，应暂停使用按摩器。

14. 不要在同一部位长时间使用按摩器，一般按摩时间以 15 ～ 20 分钟为宜，最多不超过 30 分钟。

市场上电子按摩器多种多样，一定要购买正规厂家产品，非法经营的电子按摩器可能对身体造成危害。不同电子按摩器性能不同，使用按摩器时应仔细阅读说明书，除严格按照说明书操作外，还要根据自身情况和需要选择不同的强弱挡。需要说明的是，按摩器只能起到保健作用，不能包治百病，有不适症状或不能确定自己是否适合使用按摩器，可向专业人士求助，以免造成危害。

暖宝宝，您用对了吗？

冬季来临，"要风度还是要温度"成了不少人的难题。此时贴上一片轻便舒适的暖宝宝，就仿佛带了一个随身小暖炉，无疑是爱美人士的最佳选择。但是暖宝宝究竟应该贴在哪里，使用中又有什么要注意的呢？

使用暖宝宝，位置有讲究。暖宝宝不仅可以用于寒冷天气的加热保暖，对一些疾病也有热敷、保健的效果。喜欢使用暖宝宝的人贴暖宝宝的部位不尽相同，一般认为把暖宝宝贴在背上脊柱两旁是最保暖的，这里穴位很多，可让全身都感觉到热量。而肩周炎、颈肌劳损或者冬天穿低领衣服导致肩颈部受寒者，可以将其贴在肩部或后颈部；关节炎患者，可以贴在双膝关节处。对处于经期或者月经即将来潮的女性来说，把暖宝宝贴在肚脐下方小腹部，可缓解痛经症状。

使用暖宝宝须注意规范使用，避免低温烫伤。所谓低温烫伤，指的是在 50℃ 左右的温度下，热源在人体局部作用时间过长，热能慢慢渗透进入软组织而引起的烫伤。

低温烫伤与常规烫伤的不同在于，常规烫伤的接触物体温度很高，人碰一下就会感到疼痛并马上采取防御措施。而低温烫伤则不同，温度虽然不高，但长时间与皮肤接触却容易形成热量蓄积，从而对皮肤产生损害。

一定要按照规范使用暖宝宝，使用时要将它贴于内衣的外层，不能直接贴在皮肤上。要随时注意观察皮肤状况，防止低温烫伤发生。

另外，需要注意的是，婴幼儿、孕妇、高龄者、痴呆患者、生活不能自理者尽量不要使用暖宝宝，如果一定要用，务必在特别看护下使用。

糖尿病合并周围神经病变患者的神经末梢感觉迟钝，也不适合用暖宝宝取暖。

暖宝宝仅能外用，使用时不要撕开内袋，以防内袋发热材料泄漏。

空气污染危害不可小觑

　　空气污染对我们来说不是一个陌生的话题。近年来，空气污染日益加重，严重威胁到了人类健康。

　　空气中污染物分为气体和悬浮物两大类。气体就是我们平时所说的工厂、汽车等排放的废气或汽车尾气，包括二氧化硫、二氧化氮、臭氧、氟氯碳化物等气体；悬浮物指的是空气中悬浮的颗粒物，大家最为熟知的PM2.5就是其中一种，它是指直径小于等于2.5微米的颗粒物，也称为可入肺颗粒物，大约为头发丝的二十分之一。正因为它很微小，所以能较长时间悬浮于空气中。人体吸入后，黏附在肺内不能排出，会对人体产生危害。

　　污染物浓度也是严重问题。空气中PM2.5浓度越高，人体吸入量就越多，对人体的危害就越大。

　　空气污染对人体可造成哪些危害呢？首当其冲是呼吸系统，人体每时每刻都在进行呼吸运动，雾霾天气时，空

　　　　　　　　　　　　　　　全科医生话你知

气中悬浮的颗粒物、粉尘、污染物、病毒等，一旦被人体吸入，就会刺激并破坏呼吸道黏膜，从而产生上呼吸道感染、哮喘、鼻炎、支气管炎等疾病。颗粒物越小，到达的部位越深，危害就越大，而长期吸入污染物还会诱发肺癌。其次，雾霾对心血管系统也有一定的损害。再次，大量研究调查发现，人体如果长期暴露在污染环境中，还会产生结膜炎、皮肤病、生育能力下降、过敏、免疫力低下、情绪低落等疾病。

那么，在雾霾频发的环境下如何减少空气污染对我们健康的危害呢？首先，雾霾天气应少开窗，最好不出门；可以选择好品牌的空气净化器净化空气；室内种植一些绿叶植物，如吊兰、常春藤、芦荟等净化空气，外出时佩戴防尘口罩，避免污染物吸入呼吸道。此外，饮食宜选择清淡且富含维生素C的新鲜蔬菜和水果，多吃些梨、枇杷、百合等润肺食品。

老年人如何安全度夏

盛夏季节，酷暑逼人。老年人耐受力弱，适应性差，要安全度夏，应注意以下方面：

饮食清淡、注意卫生。三餐定时定量，不宜过饥过饱，以温软易消化、清淡有营养的食物为主，营养要均衡，可适当多吃些新鲜瓜果、蔬菜及鱼、虾、瘦肉、豆制品等，少吃油条、肥肉、动物内脏、奶油、糕点等厚腻之物，以防生痰、生热、生湿。忌食生冷食物，如冷饮、冷水、凉粉、冷菜等，以免损伤脾胃。夏季天气炎热，细菌易滋生繁殖。食用水果、青菜一定要清洗干净，凉拌菜类制作应加倍注意卫生，菜板、菜刀等要生熟分开。凉拌菜放点蒜泥和醋，能增加食欲，还能杀菌解毒。夏季饭菜要现做现吃，不吃隔夜饭菜，以免引起食物中毒，冰箱里食品放置时间不宜过长，且食用前一定要彻底加热。

科学使用空调。使用空调时，室温以25℃～28℃为宜，室内外温差不宜过大，以免进出空调房间致脑部血管反复收缩和舒张而发生意外。长时间"闷"在空调房会引发"空调综合征"，出现头痛、头晕、口干、鼻痒、心跳过快等症状，要注意适当换气通风。

防暑降温。老年人对环境的适应能力减弱，如果患有慢性病，易发生中暑，更要做好防暑降温。室外活动时最好身着浅色服装以减少热量吸收，出门备足水和解暑药，如仁丹、十滴水、清凉油、藿香正气水等，戴遮阳帽或打遮阳伞，避免在烈日下活动过久。

适量运动。夏季锻炼宜在清晨或傍晚较凉爽时进行。活动强度要适量，时间不宜太长，每次 20～30 分钟。可选择快步走、太极拳、游泳、广播体操、乒乓球、羽毛球等运动。

保证正常睡眠。酷暑往往导致老年人夜间入睡较晚、睡眠欠佳，影响身体健康或发生疾病。午饭后可适当午睡，以补充睡眠。晚上睡眠时不可贪凉快迎风而卧或久吹电风扇，避免引起头痛、头晕、腹痛、腹泻等。

保持心理健康。炎炎夏日容易让人烦躁不安。夏天一定要调控和驾驭好自己的情绪，避免过度紧张、激动等不良刺激，避免炒股、打麻将等刺激情绪的活动，以免血压升高或引发心血管病。焦躁不安时，可做深呼吸，或听听轻音乐，看看相声、小品，练练书法、绘画，和好友对弈、闲聊等都有助于放松身心，愉悦情绪。

防脱水。水是维持人体正常生命活动的重要物质。人体如果水摄入不足，不但可导致精神不振、口干舌燥、浑身无力等不适症状，还可能影响机体各器官系统功能。夏日里为抵御高温环境和维持自身正常恒定的体温，人体必须依靠大量排汗来散热。伴随着出汗，人体会出现口渴感，而喝水可以保证体内水分的充足。首先，老年人的体液比中青年人少15%左右，热平衡能力较差。老年人口渴感也不明显，如果饮水不足，每日尿量可明显减少，体内的代谢废物包括晶体容易沉积在肾脏、膀胱内，从而引发泌尿系统结石。尿量的减少还会减弱尿液对泌尿系统细菌的冲刷，老年人抵抗力较弱，易发生尿路感染。其次，老年人体内缺水时，全身的血容量减少，血液黏稠度增加，容易诱发脑中风，同时心脏灌注下降也易造成心肌缺血，严重的可致心肌梗死。再次，老年人器官的功能逐渐衰退，容易发生脱水，而脱水对身体危害较大，甚至影响到老人的寿命。因此，夏天老年人一定要注意多补充水分。不要等到口渴才喝水，在出汗较多、运动或洗澡后及时补充水分。口渴是人体内缺水的信号，等到口渴才喝水，已对老人健康极为不利了。清晨是一天之中补充水分的最佳时机，清晨饮水可刺激胃肠道的蠕动、防止便秘。更为重要的是，经过长时间的睡眠后，补充水分能迅速降低血液黏稠度，促进血液循环。饮水应以适量小口、多次饮用为佳。另外，要注意的是，饭前与饭后不应立即大量饮水，水会冲淡消化液，影响食物消化吸收。对心、肾功能不全的老年人，则要严格控制水的摄入量，以免加重机体容量负荷，造成不良影响。

八招提高睡眠质量

　　睡眠障碍是老年人常见的症状之一，常对身心健康造成困扰。那导致老年人睡眠障碍的原因有哪些呢？

　　首先，睡眠环境很重要。房间过于明亮、有噪声或室内空气太干燥，都可影响睡眠质量。

　　其次，情绪对睡眠也很重要。喜、怒、忧、思、悲、恐、惊等情绪均可导致睡眠障碍。举例来说，心事重重、思虑过度的人，往往"思则气结"，胸中烦闷导致全身气机不通畅，心神不安，难以入眠，抑或中途醒后不易再次入睡。中医有句名言，叫"胃不合，则卧不安"。有的老年人为养生或控制血糖而忍受饥饿不吃晚饭，有的却在临睡前毫无节制饱食消夜，这两种情况都不可取，会导致身体气机不畅，进而影响睡眠。

　　再者，慢性病是老年人睡眠质量低的重要原因，如关节炎、头痛等慢性疼痛或者前列腺肥大导致的夜尿增多等。

引起睡眠障碍的原因很多，如果忽视客观原因，一味服用安眠药来改善睡眠，久而久之不仅会产生药物依赖，也会对身体有不良影响。那么，有哪些非药物的方式可以改善睡眠障碍呢？

心理调节：睡眠障碍往往与情绪因素互为因果，老年人应正确对待自己在社会及家庭中的身份转变，知足常乐，日常注意避免情绪波动，这对预防睡眠障碍有十分积极的意义。

改善睡眠环境：床要舒服，枕头高低要合适。睡前将房间光线调至柔和，把门窗关好，避免外界噪音打扰。睡前不宜观看喧闹的电视节目或听激烈的音乐，并避免过于兴奋的交谈。开空调时，卧室里放一个加湿器，或床头边放一盆水。

饮食有节：睡前不刻意忍受饥饿，亦勿饱食油腻，不喝浓茶、咖啡。

头部按摩：中医认为脑为元神之府，重视头部的气血供养对促进睡眠很有帮助。睡前可以用双手从额头的发际线开始，由前往后梳理头皮至颈部的发际线终止。也可以用齿比较多的梳子或五行刷梳头，以达到镇静安神的作用。

穴位刺激：心情烦躁者可以用手指揉擦脚掌心的涌泉穴，以起到平抑肝火的效果。体质虚弱者可以躺在床上，手掌心环绕神阙穴（即肚脐）做逆时针按摩。平时面色潮红、手心发热的阴虚火旺者可以用拇指点按位于脚踝内侧、骨头突起与跟腱之间凹陷处的太溪穴，起到安心睡眠的作用。

足浴：临睡前热水泡脚，可助睡眠。使用足浴器的老年朋友注意水温控制在40℃左右，泡脚时间以15～20分钟为宜。

睡前淋浴：有条件的老年朋友每天睡前可以洗个热水澡，背部有很多穴位，可以用热水多冲淋一会背部，有助睡眠。

放松疗法：只在困的时候才上床，平时不在床上读书、看电视。躺在床上如果没有睡意，可以想象"我的手心、脚心温暖了"，通过意念疗法可以感觉手心、脚心有热流通过，最终进入睡眠状态。这是一种放松疗法。

冠心病患者日常生活注意事项

冠心病患者应在医师指导下坚持服用阿司匹林和他汀类药物。

如有高血压，应在医师指导下长期服用降压药物，使血压得到理想控制。

谨防"魔鬼时间"。一天之中，上午 6 ～ 12 时是急性心梗、脑中风的高峰时间，被称为"魔鬼时间"。病情较重的老年冠心病患者，上午不宜安排过量活动。

生活要有规律，避免过度紧张和情绪波动。急性心肌梗死的发作诱因中情绪激动占比第一。过度紧张和情绪波动可使心率加快，增加心肌耗氧量，并诱发冠状动脉痉挛，在原有冠状动脉狭窄的基础上，更减少冠状动脉血流量，加重心肌的缺血缺氧，轻则发生心绞痛，重则发生心肌梗死。

忌饱食。人体胃肠道的血管极其丰富，进食后由于消化和吸收的需要，心血输出量增加，腹腔内的脏器处于充血状态。心脏功能不好的病人饱餐后，可因心血输出量过多而使心脏负担加重。膨胀的胃将横膈向上推移，进一步影响心脏功能。进食过饱，迷走神经处于高度兴奋状态，会导致冠状动脉持续性痉挛和收缩，容易发生急性心肌梗死。

每天适当食用燕麦片等膳食纤维含量高的食物，适量饮水，保持大便通畅，勿用力屏气排便，以免因腹腔内压力的增高而增加心脏的负担。

控制体重，使 BMI（体重 kg ÷ 身高 m^2）≤ 24。

午睡半小时。研究表明，每日午睡半小时者比不睡者冠心病死亡率明显下降，其原因与午睡时血压下降、心率减慢，使血压高峰出现一段低谷有关。如平时无午睡习惯，闭目养神也是养生之道。

保持睡眠充足。

常备缓解心绞痛药物，以便随时服用。若有持续疼痛或服药后胸闷、胸痛不能缓解，应立即到医院急诊。

　　　　　　　　　　　　　全科医生话你知

饭后宜静坐

俗语说："饭后百步走，能活九十九。"很多朋友常常刚放下饭碗就到室外去活动。这种做法并不科学。

从消化系统的生理功能来说，进食后由于胃处于充盈状态，这时必须保证胃肠道要有充足的血液供应，以利于食物的消化和吸收。饭后适当休息一下，可保证胃肠道得到更多的血液供应量。饭后若匆忙起身活动，会导致全身血液的重新分布，胃肠道供血减少，胃肠蠕动减弱，各种消化液分泌也会大大减少，使消化系统处于相对抑制状态，减弱了胃的正常消化，容易诱发功能性消化不良。因此，饭后适当静坐一段时间比较合适，可保证胃肠道能得到更多的血液供应，使胃内食物得以充分消化。

患有心脑血管病的老年人更忌饭后马上运动。老年人由于心血管系统逐渐硬化，血管舒缩功能减退，刚吃完饭，血液集中在内脏，回心血量减少，心输出量减少，此时若突然起身，容易发生血压下降，出现站立不稳、视力模糊、头晕目眩等症状，严重时会发生晕厥或诱发缺血性脑中风、心绞痛、心肌梗死等疾病。

因此，建议进食后应适当休息，静坐一段时间后再运动对健康更有益。

高原旅行的宜与忌

所谓高原反应，是指人到达一定海拔高度后，身体为适应因海拔高度带来的气压差、含氧量少、空气干燥等变化而产生的一系列病理性反应。

从平原地区进入高原后，人体变化主要表现在以下几方面：

脉搏、心率增快：出现心悸。

呼吸：呼吸系统轻度缺氧时，首先表现为呼吸加深加快，随缺氧加重，呼吸频率也进一步加快，人们会感到胸闷气短。

血压：进入高原后，皮肤、腹腔脏器等血管收缩、血压上升，以保证心脏冠状动脉、脑血管内的血液供应。

神经系统：中枢神经系统特别是大脑对缺氧极为敏感。轻度缺氧时，整个神经系统兴奋性增强，如情绪紧张、易激动等，继而出现头痛、头晕、失眠、健忘等。进入较高海拔地区后，则由兴奋转入抑制过程，表现嗜睡、神志淡漠、反应迟钝。少数严重者会出现意识丧失甚至昏迷。

消化系统：进入高原，消化腺的分泌和胃肠道蠕动受到抑制，肠胃功能明显减弱。因此可能出现食欲不振、腹胀、腹泻或便秘等。

总之，高原反应较为普遍的表现有：头痛、头昏、恶心呕吐、心慌气短、胸闷胸痛、干咳、失眠、嗜睡、食欲减退、腹胀、手足发麻、呼吸困难等。严重者会出现感觉迟钝，精神亢奋，思考力、记忆力减退，听、视、嗅、味觉异常，产生幻觉等，并可能发生浮肿、休克或痉挛等现象。

高原反应的发生因人而异，未上高原前很难预测高原反应发生的程度。有报道说，肥胖男性发生概率大。老年人由于身体机能逐渐退化，免疫力和应对特殊环境的能力有所下降，可能比年轻人更容易发生高原反应。

高原反应症状的多少及出现的速度和严重程度与海拔高度和海拔改变速度及体质等均有关。

发生高原反应不必恐慌，要视其反应的程度而有针对性的治疗。如果反应较轻，停止步行，适当休息。休息一段时间胸闷气短仍无缓解，有条件者可予间断或持续吸氧，或者往海拔低的地区下行，必要时到医院急诊进行输液治疗等。

以下人群不宜去高原旅游：

有各种器质性心脏病如冠心病，有反复活动或安静状态下胸闷胸痛发作，曾发生过心肌梗死的患者，或者有风湿性心脏病、心功能不全的患者，以及有扩张型心肌病、存在心律失常的患者，不宜去高原旅游。

有高血压，血压没有得到控制，波动较大的患者不宜去高原。

各种脑血管疾病患者。

各种血液病患者，例如严重贫血患者。

有慢性呼吸系统疾病，如支气管哮喘、支气管扩张、慢性阻塞性肺病、肺气肿的患者。

有糖尿病，血糖未得到控制者。

有癔病、癫痫的患者。

上高原前患感冒、上呼吸道感染者，应暂缓进入高原。

长期吸烟，口唇有紫绀，或者有睡眠呼吸暂停综合征者，不建议去高原旅游。

有明显肝、肾等疾病患者，以及孕妇，均不宜进入高海拔地区。

总之，在打算去高原旅行前，一定要对自身状况有全面、准确的认识了解，不要盲目自信。尤其是第一次上高原者，最好进行一次较为全面的体检，根据检查结果和医生建议决定自己是否成行。可考虑作肺功能试验，肺通气不良者，不宜进入高原。

一旦决定去高原旅行，哪些措施可以避免高原反应的发生呢？

进入高山前：

应对心理和体质进行适应性锻炼，如进行长跑、打球等体育锻炼，以使机体能够对于由平原转到高原缺氧环境有某种程度的生理调整。注意休息，避免劳累。

旅游前可服用红景天。每天 3～9 克煎汤，有补气清肺、益智养心的功效。主治气虚体弱、气短乏力、肺热咳嗽等。

阶梯式上山是预防高原反应的最稳妥的方法。能坐火车的尽量不乘飞机，对海拔的变化有渐进的适应过程，初入高山者如需进 4000 米以上高原时，一般应在 2500～3000 米处停留 2～3 天，然后每天上升的速度不宜超过 600～900 米。

到达高原后：

感冒是急性高原肺水肿的主要诱因之一。高原温差特别大，很容易着凉、感冒，要准备足够的防寒衣物，注意保暖，出汗不要马上脱衣服、吹冷风，避免受寒感冒。

刚进入高原，不可暴饮暴食，以免加重消化器官负担。要吃易消化、营养丰富及含有多种维生素的食物，少吃脂肪含量高的食物，设法使饭菜可口，促进食欲，提高进食量，保证和满足机体对各种营养的需要。

初到高原时不宜饮酒，饮酒可使心跳加快，呼吸加深加快，导致缺氧而影响食欲，加重高原反应。

保证充足的睡眠。

尽量少洗澡，减少身体耗氧。

初到高原，不可急速行走，更不能跑步，最好用半天时间完全静养休息，不宜进行中等强度以上的体力活动及剧烈运动，以免增加机体的耗氧量，导致各器官、组织缺氧加重，诱发高原病。

此外，高原适应性机制与神经系统调节有关，精神过度紧张和焦虑均不利于人体对高原环境的适应，应消除对高原反应的恐惧心理，避免精神紧张。团队中，大家互相关心、照顾，切实做到有病早发现，早治疗。

经济舱综合征是怎么回事？

　　"世界那么大，我想去看看"，外出旅游是现代人重要的生活方式。由于乘坐飞机花费时间较短，飞机已成为人们出行旅游首选的交通工具。飞机分商务舱和经济舱，较多人选择经济舱出行。经济舱座位前后间距较小，狭小的空间使旅客活动受限，以致腿部静脉血流量减少，容易形成血栓。

　　人体的静脉分浅静脉和深静脉两个系统，平常我们能看到的"青筋"即是浅静脉，而深静脉之所以"深"，就因为它所处位置较深，下肢深静脉通常位于肌肉之间，肉眼无法看到。

　　造成血管内血栓形成的三大元凶是血液高凝状态、血液流速缓慢、血管内膜损伤。

　　深静脉血栓形成是血液在深静脉内不正常凝结引起的静脉回流障碍性疾病，多发生于下肢。深静脉血栓形成主

全科医生话你知

要表现为患肢的突然肿胀、疼痛，活动后加重，抬高患肢可减轻，静脉血栓部位常有压痛，皮肤温度和颜色改变。

一旦血栓脱落，通过下腔静脉回流到右心房，再到右心室，再进入肺动脉，就可能导致肺动脉栓塞，出现呼吸急促、胸痛、心动过速、情绪不安、氧饱和度下降等。部分患者发生晕厥，有生命危险。这种在长途飞行中发生的血栓形成疾病就是所谓的"经济舱综合征"，应引起重视。

那么，在乘坐飞机时，应如何预防经济舱综合征？

首先应该加强认识。飞行时间越长，乘客发生深静脉血栓和肺栓塞的危险性就越高。经济舱综合征并不意味头等舱旅客就可高枕无忧，如不注意预防，同样可得血栓。美国胸科医师学会最新研究发现，无论旅客选择的是经济舱还是头等舱，窗口座位旅客活动范围受限甚于其他位置，窗口座位乘客深静脉血栓形成的概率大于其他乘客。

高危人群，包括过去有深静脉血栓形成或肺动脉栓塞病史、身患恶性肿瘤、近期动过手术或受过外伤、身体活动不便、高龄、肥胖、怀孕、口服避孕药的旅客，更应提高警惕。

尽可能选择靠走廊的座位。

旅行时衣服鞋袜要宽松，有助于血液循环。

座位下不要塞满行李，让腿部有充足的活动空间。

身体保持舒适状态，不要两腿交叉；不要长时间保持一个姿势。

经常起身和走动，活动全身。

多喝水，降低血液黏稠度，减少血栓形成。

家中有人疑似中风，该怎么办？

家中有人突然出现以下任一症状时，你必须高度重视：突然感觉一侧面部无力或者麻木，或者口角歪斜；突然发生一侧手臂和／或腿部麻木或者无力，手臂不能上抬，走路不稳或行走困难；突然出现理解障碍，说话困难或口齿含糊不清；突然发生眩晕伴呕吐；突然发现单眼或双眼视力下降，甚至失明；突然出现剧烈头痛，可伴有恶心、呕吐；突然出现意识障碍或抽搐等。要高度警惕发生脑中风的可能，立即拨打120，使患者得到快速及时的处理。拨打120时，首先要向120急救中心说明患者的病情，着重说明患者现时症状，可以使急救中心的医生初步了解患者的病情，做好相应的急救准备；其次要说明患者所在位置，最好提供发病地点附近明显标志性建筑物或公共汽车站，并派人在那里接救护车，以减少救护车驶达时间；还要说明联系电话，以便随时联系。

患者突然发生意识障碍时，家属或周围人应保持头脑冷静，不要惊慌失措，不要对患者大声呼唤或使劲摇晃其身体、头部，以免加重病情。

2～3人同时将患者抬起，一人托住患者的头与肩，保持头部不受震动，一人托住患者的背部或臀部，另一人托住患者的臀部和/或腿部，同时将患者抬起，轻轻平放在床上。

头部略抬高，稍向后倾，并偏向一侧；若有假牙，及时取下，并迅速清除口鼻中的呕吐物及痰液，防止窒息；解开衣领，保持呼吸道通畅。若有抽搐，可将小毛巾垫于口中，防止舌咬伤。

走出洗牙四大误区

"洗牙"的专业名称为牙周洁治术（简称洁牙术），是用机械的方法清除附着于牙面上的牙石、菌斑及色素，并磨光牙面，以除去局部刺激物对牙齿及牙周组织的损害。

误区一，刷牙就不必洗牙。刷牙是口腔日常个人护理的重要方法，但不是每个人都能把牙齿里外都刷干净，牙缝的位置更难刷干净。而且即使刷了牙、用了牙线，很多细菌也会附着在牙齿表面和牙缝形成牙菌斑，只有洗牙才能彻底清除。

误区二，洗牙就是磨牙。洗牙用的是超声波仪，由于会发出类似牙钻的"吱吱"声，病人常以为洗牙就是钻牙、磨牙。实际上，洗牙的原理是用超声波震碎牙石，并非磨掉牙石，因此对牙齿本身并无伤害。

误区三，牙缝越洗越大。很多人洗牙过后会发现牙缝宽了。没洗牙前，很多牙石堆在牙缝处，导致牙周炎或烂牙。牙周炎会使细细的牙根外露，看上去就像是牙缝变宽了。事实上，洗牙本身不会让牙缝变大，令牙缝变大的原因与牙周不健康有关。

误区四，洗牙一定会出血。牙周健康的人，洗牙是不会出血的。牙齿中的牙菌斑钙化而成的牙石附在牙龈缘等部位，导致牙龈炎。清除牙石后，炎症部位外露出血。洗牙清除了牙石，保持口腔清洁，牙龈炎可慢慢痊愈。

最后提醒大家，洗牙用品不正规，很容易患传染病，一定要到正规的牙科医院或诊所洗牙。

安装起搏器后该注意哪些事？

经过数十年的发展，心脏起搏器已经成为一个非常成熟的医疗装置，体积越来越小，重量越来越轻，功能越来越完善。它实际上是一个由锂电池驱动、由集成电路芯片组成的小型电脑，可以监测患者的心脏活动，如果患者的心跳过慢，起搏器会发出极微弱电脉冲刺激心脏，使它有规律地跳动，主要适用于病态窦房结综合征、高度房室传导阻滞等情况。

安装起搏器要做一个小手术，起搏器安装后要妥为保护。术后早期需限制手术一侧上肢的活动，以防止过度牵拉导线导致电极脱位。

安装起搏器后可以与正常人一样生活，手术一侧上肢可以适当活动，但应避免大幅度剧烈伸展或拉举重物。起搏器部位应避免受到较重或较硬物体的撞击而损坏起搏器。万一发生较重的碰撞，需立即到医院检查起搏器有无损伤。

雷达、高压电场对起搏器均有影响，安装起搏器者应避免进入周围有变电站、高压电线等强电磁场的环境内。起搏器在设计上考虑到了正常家用电器的影响，有很好的抗干扰功能，正常使用微波炉等家用电器不会影响起搏器的工作。一旦不慎受到电磁场干扰，可有头晕，严重者会晕厥，若立即离开干扰物体或场地，起搏器可恢复正常功能，不会受损。医院内多种诊断和治疗仪器都可能对起搏器功能造成一定的干扰和影响，若不慎重，可造成严重后果，如核磁共振、手术电刀、直线加速器、碎石震波焦点、理疗等。因此，为了保证起搏器功能，植入起搏器者原则上禁止接受以上检查和治疗。

机场设施和飞机本身对起搏器无影响，植入起搏器者可以安全地乘坐飞机，但需随身携带起搏器安装证，以便登机前顺利通过安全检查。

手机对起搏器有一定干扰作用。不要将手机放在离起搏器很近的口袋里。用手机通话时，一定要离胸前起搏器10厘米以上，建议使用耳机。

起搏器植入术后，要记住植入日期和起搏频率，即每分钟起搏多少次。在门诊病历上记录好起搏器型号和工作方式。出院后两周复诊一次，之后2～3月门诊随访一次，此后可适当延长随访时间，待接近起搏器限定年限时，宜 2～3 周一次，期间如有不适随时复诊。门诊随访目的是检查起搏系统工作是否正常，起搏器对患者生活的影响，有无并发症发生，电池是否将要耗竭（以便在病人发生危险之前及时更换）。起搏器靠其内藏电池驱动，电池一般至少可用 5 年以上。电量不足或起搏器工作障碍会引起病人不适，如出现胸闷、心悸、头晕、眼前发黑或自测脉搏缓慢等情况，应立即到医院检查。

疾病篇

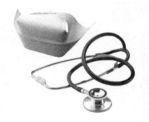

心绞痛不一定在"心"上

　　在心内科，常常会遇到这样的老年患者，"医生，我最近一段时间经常胃痛，可是吃了很多胃药都没啥效果，消化科医生让我到你这里来看看，他会不会搞错了啊？"经过检查，不是消化科医生搞错了诊断，的确是心脏发生了异常情况。

　　人体的心脏是由神经支配的，在缺血缺氧的情况下，心肌会积聚过多的代谢产物，它们刺激心脏内的神经末梢，信号传递至大脑，就会产生疼痛感，也就是人们常说的心绞痛。通常，这种痛觉的范围与心脏神经所分布的区域有关，心绞痛典型的发作部位为胸骨后区域或心前区，表现为压榨性、紧缩性疼痛或胸闷不适。然而在临床上经常会发现，有的患者出现心绞痛时，疼痛不一定发生在典型的部位，而是发生在左肩、左臂内侧，甚至可直达左手的无名指和小指，有的患者还会出现颈前区疼痛、下颌痛、咽痛、牙痛甚至上腹痛等等。部分老年人的心绞痛症状更不典型，有的仅表现为上腹部不适，以钝痛为多见，可伴有憋闷感以及轻微的恶心、呕吐等症状，临床上极易与胃炎、消化性溃疡、胆结石等疾病相混淆而延误治疗。

那么，如何鉴别不典型心绞痛呢？一般说来，胃痛发作多与不良饮食习惯相关，常伴有泛酸和上腹部的烧灼感，多发生在冬春交替的时候，腹痛多于空腹或者饭后半小时后发生，服用制酸剂或胃黏膜保护剂之后症状可以缓解。因胆囊结石引起的腹痛，往往与油腻饮食相关，既往有明确的胆结石史，查体右上腹可有明显的压痛，B超等检查可发现胆结石存在。而不典型心绞痛多发生在饱餐之后或体力活动、情绪激动的当时，疼痛多持续数分钟，一般不超过15分钟，停止活动并休息数分钟后疼痛可消失。

当老年人运动时或饱餐后出现阵发性腹痛症状时，绝对不能单纯地"头痛医头、脚痛医脚"，而要综合判断，查找原因。尤其对于有高血脂、高血糖、高血压等冠心病高危因素的老年人，更要警惕是否为心绞痛发作的非典型表现，应尽快到医院进一步检查治疗，以免耽误最佳治疗时机。

情绪受刺激，易胸痛心紧

突然发生的、强烈或长期的情绪变化，可引起脏腑功能失调从而产生疾病，中医称之为七情内伤，对健康极为不利。

当今社会节奏快、变化大，不少人生活在忙碌焦虑中，中老年人也不例外。来自各方面的压力不断增加，如长期过度疲劳，易产生抑郁、紧张等消极情绪。

医学家现在越来越重视心理因素对心肌供血的影响。抑郁、焦虑、紧张、恐惧等负性情绪可通过神经内分泌系统影响机体生理心理健康。情绪应激一方面可导致垂体-肾上腺皮质系统兴奋，释放大量、多种、强烈的血管收缩物质，造成冠状动脉痉挛；另一方面，可使交感神经高度兴奋，进而释放某些激素，产生诸如加快心率、升高血压、增强心肌收缩力、增加心肌耗氧等作用。

如冠状动脉本身有粥样硬化，或病变的动脉内有血栓形成且管腔已狭窄，加之不良情绪持续存在，导致冠状动脉血流进一步减少，继而引起心肌急性缺血损伤甚至坏死。患者可有心前区闷痛或紧缩感，持续时间长短不一，可伴有心悸、气急等症状，严重者甚至发生猝死。

不良情绪是心绞痛、心肌梗死的重要诱发因素之一。因此中老年人，尤其本身患有高血压、糖尿病、高脂血症或动脉粥样硬化的中老年患者，凡事要乐观，心胸要开阔；遇事莫急躁，勿发怒，忌紧张；遭遇不公平要淡然，保持平常心；遇突发事件要学会寻求帮助。

慢性心衰的防治

　　心衰是心脏结构或功能异常导致的心室充盈或射血能力受损引发的极其复杂的临床综合征，主要表现为呼吸困难、乏力及液体潴留。心衰是各种心脏疾病的严重和终末阶段，发病率高，是当今最重要的心血管病之一。慢性心衰治疗的目标不仅是改善症状，提高生活质量，更重要的是防止和延缓心肌重构的发展，从而降低心衰的病死率。

　　那么，慢性心衰患者在日常生活中应注意些什么呢?

　　首先，对于严重心衰患者，饮食上要注意控制钠盐的摄入，轻度心衰或稳定期心衰患者现在不主张严格限制钠盐摄入。严重心衰患者每天喝水、饮料、汤等液体的总量应限制在 1.5 升左右。其次，心衰患者应保证足够的营养摄入，合并高脂血症者应少吃油腻、高胆固醇食物。有吸烟嗜好者应戒烟。慢性心衰者不必长期吸氧，但合并睡眠呼吸障碍者，可低流量吸氧以改善睡眠时的低氧血症。再次，心衰患者宜保持心情舒畅，注意休息，长期卧床者要多翻身，多做下肢的屈伸运动以预防深静脉血栓的形成。最后，心衰症状改善后，进行适度改善心肺功能运动，提高心排出量，改善生活质量。慢性心衰患者可进行的运动包括走路、游泳、骑自行车、打太极拳等。运动的时间每天控制在 20 分钟左右，每周可运动 3～5 次，运动强度可根据患者心率快慢以及自我劳累严重程度进行调整，感到心悸、劳累时可休息一会，症状好转后再继续运动。

至于心衰的药物治疗，恰当使用利尿剂是各种有效治疗心衰疾病措施的基础。但利尿剂过量或不足都有一定危险，必须在医生指导下合理使用。患者可每天观察尿量多少及体重改变，作为医生调整利尿剂治疗方案的参考。血管紧张素转换酶抑制剂（ACEI）是公认的治疗心衰的基石和首选药物，β 受体阻滞剂也是一类可以改善心功能、延缓心肌重构的药物。治疗慢性心衰的药物还有很多种类，心衰患者必须定期到医院复诊，根据医生建议合理用药以改善心功能状态。

高血压有"坏朋友"，危害会升级

高血压是脑中风、冠心病发病及死亡的主要危险因素。高血压的危害性除了与患者的血压水平相关外，还取决于同时存在的其他心血管病危险因素、靶器官损害以及合并临床疾病情况。

目前我国采用正常血压（收缩压＜120mmHg和舒张压＜80mmHg）、正常高值（收缩压120～139mmHg和/或舒张压80～89mmHg）和高血压（收缩压≥140mmHg和/或舒张压≥90mmHg）进行血压水平分类。由于血压值受多种因素如情绪、运动等的影响，故测量血压必须在安静、未使用降压药物的前提下，采用标准测量方法，至少3次非同日血压值达到或超过收缩压140mmHg和/或舒张压90mmHg，方可认为有血压升高。如果仅收缩压≥140mmHg而舒张压≤90mmHg，则称为单纯收缩期高血压。

按照收缩压和/或舒张压水平，又可以将高血压分为3级：收缩压140～159mmHg和/或舒张压90～99mmHg为1级高血压，收缩压160～179mmHg和/或舒张压100～109mmHg为2级高血压，收缩压≥180mmHg和/或舒张压≥110mmHg为3级高血压。从血压值可以看出，血压值越高，高血压的级别就越高，危害性必然也越大。

血压水平是影响心血管事件发生和预后的独立危险因素，但非唯一决定因素。大部分高血压患者还有血压升高外的心血管危险因素。这些心血管危险因素包括：年龄大于55岁的男性或年龄大于65岁的女性，吸烟，餐后2小时血糖或空腹血糖异常（尚未达到糖尿病诊断标准者），血脂异常，有亲属心血管病发病年龄小于50岁的家族史，男性腰围大于等于90厘米、女性腰围大于等于85厘米或肥胖。

所谓靶器官损害，指的是长期高血压对心脏、肾脏等脏器或血管造成的损害，例如左心室肥厚、蛋白尿、血肌酐升高、颈动脉内膜增厚或动脉粥样硬化斑块形成。

合并的临床疾病是指：心肌梗死、心绞痛、充血性心力衰竭等心脏疾患；脑出血、缺血性脑中风、短暂脑缺血发作等脑血管病；糖尿病，肾病、肾功能减退等肾脏疾患；下肢动脉闭塞等周围血管病；视网膜出血、视网膜渗出、视乳头水肿等视网膜疾患。

高血压是心脑血管疾病最主要的危险因素，健康的生活方式是高血压患者非药物治疗的有效方法，必须让高血压患者减少钠盐摄入、增加钾盐摄入，控制体重，不吸烟，不过量饮酒，坚持体育运动，减轻精神压力，保持心理平衡。在医生指导下坚持合理用药，才能有效控制血压，降低心脑血管病的风险。

清晨头晕病因多

一觉睡醒，神清气爽。清晨本该是我们精神最好的时刻，可偏偏有些中老年人清晨出现头晕。头晕是常见的临床症候，是一种头重脚轻、昏昏沉沉的感觉。中老年人清晨头晕的原因有很多。

其中，短暂或发作性头晕多与系统疾病（如贫血、感染、各种心脏病或心律失常、体位性低血压、高血压、低血糖、药物副作用、脑供血不足等）有关。

贫血所致头晕者往往有黏膜、皮肤苍白等表现，血常规检查提示红细胞、血红蛋白等指标降低。感染所致头晕者往往有发热、身体相应部位炎症如咳嗽、咳痰等。心脏病或心律失常导致头晕者往往有胸痛或心悸的表现，心脏听诊和心电图、心超检查可有异常发现。体位性低血压所致头晕者往往站立时有头晕、双眼发黑症状，坐下或躺下症状可缓解。高血压所致头晕者头晕时测量血压有异常升高。低血糖所致头晕者除头晕外还可伴有冷汗、心慌等症状，测量血糖值可明确诊断。药物所致的头晕有明确的药物使用史，停用药物后头晕症状逐渐缓解。

持续性慢性头晕的病因，主要与精神心理障碍（如抑郁、焦虑）和脑血流变化等因素有关，这方面的问题不容忽视。某些中老年人夜间经常打呼噜，反复出现呼吸暂停和（或）低通气，造成低氧血症、高碳酸血症，血氧含量下降，大脑供血供氧受到影响，醒来后常有程度不同的头晕、疲倦、乏力。合并高血压、高血脂、高血糖的老年患者，因脑部供血不足也会头晕。颈椎骨质增生会压迫椎动脉，影响椎基底动脉供血而导致头晕。

中老年患者睡眠枕头不合适会造成颈部肌肉紧张，收缩痉挛刺激椎动脉，也会引起供血不足。古语"高枕无忧"的说法，并不科学。枕头太高，无论以什么姿势睡觉，都不能保持颈椎正常的前凸弧度，会加重颈椎负担，使颈椎过于前凸，增加颈背部肌肉的紧张、疲劳，手麻脚麻，肩部酸痛，头痛、头晕、耳鸣、失眠等，还可能导致落枕。久而久之还会造成颈部的骨骼变形，如生理弯曲变直、反张。有人喜欢无枕睡眠或者枕头很低，这样也不好，枕头过低会使头部充血，造成眼睑和颜面浮肿；下颚会因此向上抬，容易张口呼吸，出现打鼾，严重者可发生睡眠呼吸暂停。夜间的低氧血症也会导致头晕发生。

老年人防治清晨头晕，可采取以下一些策略：定期体检，了解自身健康状况，对不正常指标要定期复查；有高血压、糖尿病、高血脂患者应严格控制血压、血糖和血脂，适当运动；每天保持良好愉悦的情绪；保证足够的睡眠时间和睡眠质量。

人的一生有三分之一的时间在睡眠中度过，枕头是伴随我们时间最长的伙伴了。这个伙伴选对了，不仅能够保障我们高质量的睡眠，还决定着我们其余三分之二时间的工作生活质量。通常人在睡眠时不会保持同一睡姿，经常是仰卧和侧卧相互交替。好的枕头的作用是，无论侧睡、仰睡，都能保持颈部正常的生理弧度。选用符合人体力学设计的枕头，不仅对颈椎，而且对整个脊椎的生理弯曲及脊旁肌肉都有好处。侧睡时，睡枕高度能使颈椎与其余的脊柱骨形成一条直线；仰睡时，该选择中间低、前端高且高度合适的枕头以适合颈椎前凸的正常生理曲度。枕头高度合适，利于颈部的血液循环，为大脑提供足够的氧气，睡醒后大脑更清醒，精神更饱满。

据估测，仰卧睡觉时，枕头高度一般在 5 ～ 8 厘米适合；在侧卧睡眠时，根据每个人的肩膀宽度不同，女性枕头高度在 7 ～ 12 厘米比较适宜，男性枕头高度在 11 ～ 14

厘米比较适宜。建议选择一头高一头低、中间凹陷，且材质较好、能随时调节枕头高低的记忆枕，枕头高度一般以 8 ～ 15 厘米为宜。头晕的病因非常多，有明显头晕不适时应及时就诊，让医生帮您找到头晕病因并合理治疗。

下肢乏力要防小中风

　　老王前天在买菜回家的路上，突然感到两条腿没有力气，几乎迈不开步子来，正好路边有个石凳，他就坐下来休息了一会，起身后再走路，觉得双腿又有力气了。老王认为可能是最近走路太多，累的，也没太在意。哪知今天早上，他的两条腿又不听使唤了，而且这次再怎么休息都没缓过来，家人送他到医院看急诊。医生说老王中风了，并且告诉他，前天的情况属于小中风，如果当时能及时看病，早些用药预防，也许中风就不会发生了。

　　引起双下肢乏力的原因有多种多样，如腰椎病、低钾血症、下肢静脉血栓形成等。中老年人尤其应该警惕的是小中风所导致的双下肢乏力。

　　小中风在医学上叫做短暂性脑缺血发作，它是指由颅内血管病变引起的一过性或短暂性、局灶性脑或视网膜功能障碍，以反复发作的短暂性失语、瘫痪或感觉障碍为特点，每次发作持续数分钟，通常在 60 分钟内完全恢复。由于缺血的部位不同，小中风患者可有肢体乏力、麻木、眩晕、头晕、复视等不同表现。

虽小中风发作时症状较轻，但小中风无论发作次数多少、症状如何、持续时间多久，都预示着患者有发生中风、心肌梗死等疾病的高度危险，是中风的超级预警信号。有小中风史的患者发生脑中风的概率明显高于普通人群。据统计，小中风的患者有 1/3 会发生脑中风，发生小中风后的 90 天之内发生中风的危险为 10%，其中 50% 的患者，中风发生在小中风之后的两天内。

所以，中老年人一旦有老王那样的短暂双下肢乏力的情况发生，应立即就医，明确乏力的原因，如果确诊为小中风，应进行积极的药物治疗和生活方式的干预，以防中风的发生。

中风后，康复锻炼很重要

　　中风患者度过危险期后，便进入康复期。此时的主要问题是与后遗症作斗争，促进运动功能恢复，增进全身健康，预防并发症的发生。有报道指出脑血管病的致残率高达 86.5%，临床表现多为后遗症性偏瘫、失语和精神障碍，而康复医疗可明显促进其恢复。中风后遗症患者康复医疗的目的，是通过功能训练及重建，促进中枢神经系统的代偿功能完善，使大脑皮质可塑性发展，从而使病人恢复步行，生活能够自理，并且重返工作岗位。经过康复医疗的偏瘫患者，90% 能重新步行及生活自理，其中 30% 能恢复适当的工作。

　　中风后遗症中最多见的是偏瘫。偏瘫指一侧肢体肌力减退、活动不利或完全不能活动。大脑的神经支配是交叉性的，中风病人偏瘫发生在脑部病变的对侧，如左侧的脑出血或脑梗死引起的是右侧的偏瘫，反之亦然。对偏瘫患者进行康复锻炼的目的是维持全身健康，预防并发症；防治瘫痪肢体的萎缩；促进运动代偿机制发展；改善病人的精神状态。

何时进行康复锻炼较为适宜呢?

一般来说，中风病人病情稳定后应马上开始康复锻炼。在发生较严重急性肺炎、尿路感染等并发症时，暂缓康复锻炼。中风患者往往患有高血压和动脉粥样硬化，包括冠状动脉粥样硬化性心脏病，这不是康复锻炼的禁忌症，训练时注意避免屏气、用力动作，避免运动中引起显著疼痛。

有人担心脑出血病人因活动再度出血而不敢康复锻炼。事实上，康复锻炼引起再度出血的可能性很小，康复锻炼过迟就失去其预防意义。在病程急性阶段，注意维持患肢于适当的姿势。病情稳定后，即开始轻缓的按摩与被动运动。患者清醒并脱离显著抑制状态时，就应开始主动运动练习。

有人认为中风患者的神经功能恢复6个月内结束，6个月以后进行功能锻炼似乎就失去了意义。其实不然，很多偏瘫患者在一年以后仍有明显功能进步，说明代偿功能一年以后仍有改善。如果患者发病后未经积极锻炼，已恢复的神经功能未被适当利用，适当的功能锻炼仍属必要。

因此机械地为锻炼划定一个时限是不对的。

中风后康复锻炼要注意哪些事项呢？

提高病人的积极性。康复锻炼也是病人的自我治疗，病人态度的积极与否决定了锻炼能否长期认真地坚持，也决定了最终能否取得较好的效果。因此须向病人说明锻炼的意义和作用，让病人及时看到锻炼中取得的进步，以加强信心。

严格遵守体育运动的基本生理规则。经常锻炼，锻炼应每天一次或隔日一次，间隔时间太长，则每次锻炼的作用不能巩固累积。锻炼内容应有系统性，不时断时续，杂乱无章。循序渐进，运动量和动作难度必须视运动功能的进步而逐步提高。不能要求过高，造成精神和体力的过分紧张。运动功能提高后，锻炼内容也应充实调整。早期以被动运动为主，按摩放松，适当使用理疗仪器，后期鼓励主动运动。定制个性化方案，康复锻炼的方式方法和运动量须根据病情、功能恢复情况及性别、年龄、职业、过去运动经历等个人特点来个别化决定，不能强求一律。运动与休息交替，在锻炼中要安排必要间歇。在整个治疗计划中，应制定适当的生活与运动计划，使活动与休息各占适当比例，交替进行。这样可使病人得到较多运动锻炼而不致过于疲劳。

锻炼中密切注意心血管反应。不宜过分兴奋紧张，否则易引起血压上升。主动运动以轻松运动为主。运动中应始终保持自然呼吸节律，避免屏气用力，注意避免肌肉过劳和脚踝扭伤等。

手抖病因多

　　一些中老年人经常会有手抖现象，医学上称为震颤。其症状是指身体的一部分或全部表现为不随意的有节律性的颤动，可分为静止性震颤、运动性震颤、姿势性震颤等。

　　静止性震颤是指在安静状态下出现的肢体抖动。

　　运动性震颤是指在运动时才出现的震颤。常因情绪激动、精神刺激而发作，表现为无节律、振幅大的震颤。

　　姿势性震颤又称意向性震颤。此种震颤归属运动性震颤，是指身体处于某一特定姿势（如躺着或坐着时）或从事某种目的的运动或保持某一姿势时才出现，静止时消失。

　　有人认为，年纪大了，双手没有力气，容易发生手抖，这是正常的生理衰退现象。其实不然，手抖很有可能是某种疾病的先兆，应予以重视。

老年人手抖常见的原因是老年性震颤，又称特发性震颤。这种病的病因不明。主要表现为肢体活动时抖动明显，静止时减轻或消失，特征性的表现是做精细动作时可出现手抖，如写字、持筷子、扣纽扣等。在情绪紧张、注意力集中、激动、疲劳时手抖更明显，精神放松或休息时手抖可减轻或完全消失，喝酒后症状可减轻。

手抖的另一常见病因是帕金森病。帕金森病发病很缓慢而且逐渐进行性加重。很多病人的首发症状是一只手先出现震颤。这是一种有节律的平稳的抖动。这种震颤在安静状态下出现，当手有意识地活动时减轻，且肢体抖动得很规则，除了手抖之外，还会有动作缓慢、四肢僵硬、平衡功能差、行走不稳等症状。如不治疗，病情会逐渐加重。该病最典型的表现是出现拇指与食指每秒 3～4 次的对合动作，临床上称为"搓丸样"动作。

甲亢患者也会有手抖的表现。除了手抖以外，症状典型者还表现为胃口非常好而体重没有增加，多汗，查体见体型消瘦，两眼突出，炯炯有神，心率快等体征。

小脑病变者也可出现手抖。尤其是越接近目标物体，抖动越明显，称之为意向性震颤。还可伴有眼球震颤、站立行走不稳等。

此外，很多药物都可引起肢体抖动，故在服药时应严格按照医嘱，不可擅自加量、停用或延长服药疗程。

　　总之，引起手抖的原因有很多，要引起重视，尽快到医院就诊，在医生的帮助下明确诊断。

血脂异常的潜在危害

血脂是血浆中的胆固醇、甘油三酯和类脂等的总称。随着人们生活方式的改变，血脂异常的发病率正不断上升。血脂异常可在相当长时间无症状，一般不会引起人们的重视，但它的危害非常大，可导致冠心病、心肌梗死、脑中风，被称为人类健康的"无声杀手"。

动脉粥样硬化是一组称为动脉硬化的血管病中最常见、最重要的一种。各种动脉硬化的共同特点是动脉管壁增厚变硬、弹性减弱、脆性增加，管腔变窄甚至完全闭塞。

血脂异常是动脉粥样硬化的主要危险因素。动脉粥样硬化斑块可分为稳定斑块和不稳定斑块两种，稳定斑块不易破裂，但会逐渐变大，使血管腔变窄，造成心脏、大脑的血液供应减少，从而引起冠心病、心绞痛、心肌梗死、脑供血不足、脑中风；不稳定斑块容易发生破裂，斑块内涌出的物质形成血栓，随血流行进，一旦堵塞脑血管，就会引发脑栓塞等。

血脂异常对身体的损害是隐匿的、渐进性的和全身性的。动脉粥样硬化主要累及大动脉（如主动脉、颈动脉）以及中动脉（如冠状动脉和脑动脉），肢体各动脉尤其是下肢股动脉、肾动脉次之。动脉粥样硬化若发生在冠状动脉，就会引起冠心病心绞痛甚至心肌梗死；动脉粥样硬化若发生在脑血管，会诱发中风；若堵塞眼底血管，会导致视力下降甚至失明；若发生在肾脏，会引起肾动脉硬化、肾功能衰竭；若发生在下肢，则会造成跛行等。此外，血脂异常还可引发高血压、糖尿病、脂肪肝、胆结石、胰腺炎等。

所以，血脂检测很重要。20～40岁成年人至少每5年测量一次血脂，40岁以上男性和绝经期后女性应每年检测血脂。早期检出血脂异常个体，监测其血脂水平变化，必要时按医嘱用药，是有效实施心脑血管病防治的重要基础。

尿酸怎么伤害人体健康?

　　近年来，我国高尿酸血症的患病率明显上升，中老年及更年期后的妇女患病率较高。尿酸是人体内嘌呤代谢的终产物，主要由细胞代谢分解的核酸和其他嘌呤类化合物以及食物中的嘌呤经酶的作用分解而来。人体中 80% 的尿酸由细胞代谢产生，20% 源于饮食。

　　血尿酸升高是痛风发生的最重要的生化基础和最直接的危险因素。当尿酸盐结晶析出，沉积于关节内、周围软组织、肾脏等部位，可引发痛风。临床上仅有 10% 左右的高尿酸血症患者发展为痛风，大部分高尿酸血症病人因无不适症状而常常忽视高尿酸血症这一疾病。

　　急性痛风性关节炎是痛风最常见的首发症状，尿酸盐结晶沉积在关节及周围组织引起的炎症反应，好发于下肢关节，绝大多数人在睡梦中因剧烈脚痛而惊醒。首发部位常为大脚趾，关节红肿、灼热发胀，不能忍受被褥的覆盖。长期尿酸盐结晶沉积可产生慢性异物反应，形成异物结节即痛风石，常见于关节软骨、关节周围组织、耳轮、滑囊、肾间质等处，引起关节退变、关节软骨破坏以及周围组织的纤维化，严重时发生关节强直和关节畸形。关节局部损伤如脚扭伤、穿紧鞋、走路多、外科手术、饱餐饮酒、过度疲劳、受冷受湿、感染都可能是诱发因素。相当一部分患者有越发越频的趋势，受累关节也越来越多，引起慢性关节炎及关节畸形。

痛风患者还常常有肾脏损害，主要表现在三个方面：

1. 痛风性肾病：起病隐匿，早期仅有间歇性蛋白尿，随着病情的发展，晚期可发生慢性肾功能不全，表现为水肿、高血压、血尿素氮和肌酐升高。少数患者表现为急性肾衰竭，出现少尿或无尿。

2. 急性梗阻性肾病：尿酸结晶在肾集合管、肾盂肾盏及输尿管内沉积，发生尿流阻塞所致。

3. 尿酸性肾结石：痛风患者肾结石的发生率较正常人高 200 倍，为 35% ～ 40%，可分为尿酸结石、草酸钙结石、磷酸钙结石等。小结石常无症状，结石较大者可发生肾绞痛、血尿。当结石引起梗阻时，可导致肾积水、肾盂肾炎等肾脏损害。

高尿酸血症不仅可诱发痛风性关节炎、尿石症、尿酸性肾病，且血尿酸水平升高与糖尿病、高血压、冠心病、脂质代谢紊乱等疾病密切相关，应当引起重视。近年来的研究显示，高尿酸血症常与中心性肥胖、高脂血症、糖尿病、高血压及心脑血管病相关联，长期的高尿酸血症已被证实为这些合并疾病的独立危险因素。

老年人由于肾动脉硬化减少了肾脏的血流灌注，导致肾小球滤过率下降及肾小管排泌功能降低，均可使尿酸的排泄降低而引起血尿酸升高。由于尿酸在血液中的物理溶解度很低，高尿酸血症时尿酸微结晶容易析出，沉积于动脉壁造成动脉壁增厚，可引发炎症反应，发生脂质浸润，易引发动脉粥样硬化，从而增加心、脑、肾血管病的发生率。

因此，可将血尿酸检测列为中老年人的常规检查项目，以便及时了解和控制血尿酸水平，利于心脑血管疾病的预防治疗。血尿酸可受多种因素的影响而波动，应反复测定。积极控制高尿酸血症对预防心血管病有重要意义，应引起高度重视。

痛风急性发作期应严格限制嘌呤摄入量，以奶制品、蛋类、蔬菜、水果、细粮为主，禁用嘌呤含量高的动物内脏（肝、肠、肾、脑），沙丁鱼，凤尾鱼，小虾，浓肉汤等。多饮水，每天喝水 2000 ～ 3000 毫升较为理想，心、肾功能严重不全者应限制饮水量。在医生指导下合理用药。痛风缓解期和慢性期，逐步放宽嘌呤摄入的限制。食物中嘌呤含量由高到低分别是：内脏＞肉、鱼＞干豆、坚果＞叶菜＞谷类＞淀粉类、水果。因 50% 的嘌呤可溶于汤内，所以肉类及鱼类食物均应先煮，弃汤后再烹调。养成多饮水的习惯，控制体重，忌食辛辣、刺激性食物，少吃火锅，避免过食、饮酒、过劳、精神紧张、受冷、受湿及关节损伤等诱发因素。

糖尿病患者的饮食治疗

　　很多糖尿病患者误以为得了糖尿病之后只要少吃甜的食物就可以了，其他食物可以不用顾虑，想吃就吃。这种想法不正确。人体血糖主要来源于饮食，要使血糖降低和稳定，必须从控制饮食开始。无论糖尿病发展到什么阶段，无论是否使用降糖药或胰岛素治疗，饮食治疗都是行之有效的最基本的治疗措施。

　　糖尿病病人的进餐时间和食物分配特别重要，必须定时、定量。两餐间隔时间太长容易出现低血糖。为使一天的血糖不致大幅度波动，三餐可按 1/5、2/5、2/5 的比例分配。要防止因进食量过多而加重胰腺负担，也要防止因进食量过少而发生低血糖等并发症。每天的主食量应控制在 6 两左右，具体要根据患者身高、体重、年龄、性别、体力活动、血糖水平和降糖药使用的情况而定。在食用含淀粉较多的根茎类、鲜豆类蔬菜时（如马铃薯、藕、芋艿、蚕豆等），要注意把主食的量适当减少一些。减少摄入精制面粉，增加对血糖影响较小的粗粮如燕麦、玉米、荞麦、红薯、薏苡仁和全麦面包等的摄入。也可在白米面中加入杂粮制成花式食品，如赤豆饭，荞麦饭，杂粮面点（玉米馒头、绿豆面条、杂粮馒头）等。甜点心、甜饮料最好不吃。烧菜时可少量使用甜蜜素、阿斯巴甜等甜味剂代替白砂糖。控制脂肪和胆固醇的摄入，每天烹调油的用量不超过 30 克。

控制饮食后，糖尿病患者常常感到饥饿难忍而放松饮食治疗。刚开始饮食治疗时，食量比原来明显减少，胃肠可能不适应，但适应几天后饥饿感会慢慢减轻。如果仍感饥饿，可以多吃低热量、高容积的食品，如番茄、黄瓜；少量多餐，将正餐的主食匀出一小部分作为加餐，加餐时可选用低热量食物，如蔬菜、脱脂牛奶；用粗杂粮代替精细粮，以产生更强的饱腹感；吃饭时细嚼慢咽。

此外，糖尿病患者如果没有按时进餐、降糖药物用量过大、饮食过少或运动突然增多，易出现低血糖，如头晕、心慌、出冷汗、眼前发黑和手抖、乏力等症状。故糖尿病患者外出时，应随身携带一些糖果等食物以备低血糖时食用。

糖尿病患者会问，水果可不可以吃？

糖尿病人除了要严格控制饮食外，吃水果也要控制，因为水果中丰富的糖类物质能使血糖较快升高。但糖尿病患者并非一点水果不能吃，水果中除含有葡萄糖、蔗糖，还含有果糖，而果糖在代谢过程中不需要胰岛素，水果还含有丰富的维生素、纤维、无机盐和微量元素，对健康是有益的。

那糖尿病患者该怎样吃水果呢？一般说来，对于病情不重，血糖基本控制到正常水平的病人，可以少量吃含糖量在10%以下的水果，如橙子、菠萝、樱桃、葡萄、柠檬、李子、枇杷、杏等，吃水果的时间应在两餐之间或睡前，此时血糖高峰水平开始下降。如果吃得稍多，则要相应减少一些主食。对于含糖量超过10%的水果如苹果、香蕉、水蜜桃、大枣、梨等，尽量少吃或不吃。西瓜含糖量约4.2%，这是指不太甜的西瓜，水分多，有利尿、消暑、解渴功效，每次可以吃1～2片。还有如柿饼、蜜枣、果脯、葡萄干等因含糖量很高，糖尿病人不宜食用。对于血糖很高的糖尿病患者，则宜暂缓吃水果。番茄和黄瓜含糖量较低，糖尿病患者可以用它们来代替水果食用，从中获取维生素C、胡萝卜素、纤维素、矿物质等。

糖尿病是终身疾病，饮食治疗也必须终身坚持。长期坚持膳食控制和合理营养，对纠正糖尿病患者的代谢紊乱、减轻糖尿病症状、预防并发症发生以及减少病死率、延长寿命，都有非常积极的作用。

餐后血糖高，血管很受伤

　　国内外许多研究发现：餐后高血糖与心血管疾病的发生、发展关系密切。与空腹血糖相比，餐后高血糖更能预测心血管事件的发生风险。

　　餐后高血糖，顾名思义是进餐后出现的高血糖。我们在临床上通常检测餐后 2 小时血糖，也就是自吃第一口食物开始计时的 2 小时血糖值。餐后高血糖通过对血管内皮系统的损伤作用，直接参与糖尿病心血管并发症的发生、发展过程。餐后高血糖可增加血管内皮细胞的通透性，减弱血管内皮的屏障功能，严重影响血管的舒缩功能。

　　另外，高血糖会增加和促进胆固醇等脂质沉积在受损伤的动脉血管内皮上，逐渐形成粥样斑块向管腔内凸起，使冠状动脉血管硬化狭窄而导致冠心病发生。长期持续性高血糖会慢慢地对血管进行"侵蚀""渗透"，犹如"蝼蚁溃长堤"一般，将动脉血管凿得"千疮百孔"。血管狭窄

　　　　　　　　　　　　　全科医生话你知

可导致心肌供血不足而引发心绞痛，严重者可导致急性心肌梗死。

据报道，近 50% 的糖尿病患者空腹血糖正常，餐后两小时血糖升高。研究表明，餐后高血糖可预测心血管疾病的病死率。空腹血糖水平相同的心血管疾病患者，餐后血糖水平越高，病死率越高。餐后血糖对心脏性猝死的预测性超过了空腹血糖及糖化血红蛋白，而餐后血糖每降低 2 毫摩尔/升，即可相应降低猝死的发生率。

此外，中国人喜食菜泡饭、稀饭等能使餐后血糖迅速升高的食物，故餐后高血糖较西方人更为常见，因而控制餐后血糖对我国糖尿病患者来说显得尤为重要。

老年人静脉血栓的防治

  血栓指的是人体血管内形成的血块。静脉血栓，顾名思义，就是指在静脉内产生的血栓。静脉血栓是指在静脉血流迟缓，血液高凝状态及血管内膜损伤的条件下，静脉发生急性非化脓性炎症，并继发血栓形成的疾病。

  绝大多数静脉血栓形成发生在盆腔及下肢的深静脉。促进静脉血栓形成的原因有多种，包括手术（特别是骨科大手术与下肢的手术）、长期卧床或制动、恶性肿瘤（特别是有远处转移者）、口服避孕药等。

  在我国，长时间上网或打麻将常是深静脉血栓形成的诱因之一。约20%的静脉血栓患者有血栓后综合征，易遗留慢性残疾。由于血栓在形成的早期易于脱落，约10%的患者可并发肺栓塞，可引起致命性后果。

  静脉血栓栓塞性疾病可发生在任何年龄，但以老年人的发病率为最高，其主要原因有以下几方面：

血管壁的损伤。随着年龄增加，老年人的血管出现不同程度的粥样硬化和血管内皮的损害，促进了血栓形成。

血小板的改变。老年人血小板的聚集性随年龄增长而增高。老人比年轻人更易引起血栓形成。

血液黏度增高。老年人随着年龄的增长，血液黏度也随之增加，易形成血栓。

凝血功能的改变。老年人在不同程度上存在着凝血功能亢进，凝血因子增多，容易产生血栓。

老年静脉血栓患者并发肺栓塞的概率较高，且肺栓塞的病死率也明显高于中青年患者。因此，老年人是防治血栓栓塞性疾病的重点。

预防血栓，要掌握三点：

首先，在生活方式上，吸烟者要想办法把烟戒掉。避免高胆固醇饮食，多吃黑木耳、大蒜等有助于抑制血小板聚集的食物。多喝果汁和水，降低血液黏稠度，从而预防静脉血栓的形成。肥胖或超重者要加强运动控制体重，避免长时间上网或打麻将。

其次，长时间坐着的老人要注意定期活动下肢，多做膝关节屈伸或踝关节运动，以增加腓肠肌泵的作用。

第三，要学会观察早期深静脉血栓形成的症状，例如站立后下肢是否有沉重、肿痛感，下肢浅表静脉是否怒张、皮肤色泽是否改变，双侧下肢是否肿胀、左右不对称、粗细不等，肌肉是否有深压痛感等。一旦发现有上述症状，应立即到医院就诊。

餐后就入睡，易患反流病

俗话说："饭后躺一躺，不长半斤长四两。"饭后立即上床不仅容易发胖，对中老年人来说，餐后马上躺下还容易发生一种叫胃食管反流的疾病。

人的胃肠道从上到下依次由口腔、食管、胃、小肠和大肠组成。进食时，人体依赖胃肠道的向下蠕动以及食物自身的重力将食物排空、分解和吸收。在食管和胃连接处，有一段略微增粗的环状肌肉叫食管下括约肌，它收缩时可产生一定的压力，像关门一样，防止胃内容物反流入食管。当食管下端括约肌功能障碍或食管蠕动功能异常时，酸性的胃内容物反流到食管内刺激食管黏膜而产生烧心症状。

现代人因为常吃高脂肪、高热量食品，且往往进食过多或过快，胃内压力增加，可引起食管下括约肌压力相对降低而导致胃食管反流。而随着年龄增长，中老年人的胃肠道生理功能逐渐减退，抗反流能力逐渐下降。加上平时不良生活习惯，比如抽烟、喝酒、嗜辛辣食物，或服用某些药物，会增加对食管黏膜的刺激和伤害，从而降低食管抗反流的能力。在日常生活中，有的人习惯餐后就躺下睡觉，这样会使胃蠕动和排空减少，酸性的胃内容物就容易反流到食管内，从而增加患食管反流病的概率。

胃食管反流病最典型的两大表现是烧心和反流。烧心是一种位于上腹部或胸口正中部的烧灼样的疼痛感或发热感。反流是指胃内容物在无恶心和不用力的情况下，向上涌入咽部或口腔的感觉，常伴有胃酸的辛辣味。烧心和反流常在餐后一小时出现，平躺或者弯腰时加重，有时甚至可以在入睡时发生。有些患者可能会出现一些不典型的表现如胸痛，有时酷似心绞痛发作。所以在遇到不明原因的胸前疼痛时，应该及时到医院就诊，以免延误病情。

改变生活方式是防止胃酸反流的重要手段，具体如下：

少量多餐，避免进食过快、过饱。

少食甜品，避免饮用含气或酸性饮料和进食辛辣刺激性食品，如苏打水、啤酒、可乐、柠檬汁、浓茶、咖啡、辣椒等，尽量少吃巧克力等高脂肪、高热量食物。

避免过冷或过热的食物，以免刺激食道黏膜，加重烧心感。

餐后应适当站立走动，不要马上卧床或弯腰，也不要马上剧烈运动。

戒烟戒酒。

肥胖患者适当减肥以减轻腹压，避免便秘、紧束腰带等造成腹内压增高的因素。

睡前两小时避免进食，以免刺激胃酸分泌或反流。

对于躺着的时候或者夜间容易发生反流的患者，可以将床头抬高 15～20 厘米。

如果以上办法还不起作用的话，应及早到医院就诊，在医生的指导下进行正规的药物治疗。有时候，胃食管反流与心绞痛很难自我鉴别。大家切莫忽视烧心症状，如果有了严重的烧心或者症状严重且持续存在的话，不要仅仅认为是上了年纪或吃得不合适。赶紧去接受医生的检查，明确诊断才是明智的选择。

远离痔疮烦恼

　　痔疮是一种常见的肛肠疾病，虽然并不严重，却常常会给人们带来各种各样的困扰。比如，上完厕所，厕纸一擦，呀，都是鲜血！火急火燎赶往医院；又比如，经常觉得肛门附近痒痒的很不舒服，内裤也脏脏的，想去看医生又觉得是私密部位，不太好意思；还比如，自己无意中摸到肛门口附近有一粒或几粒质软肿块，胡思乱想起来，会不会生了什么恶性肿瘤？最终才鼓足勇气去看医生。医生检查后告知，这是痔疮。

　　大家有没有想过，为什么会得痔疮呢？

　　先问大家几个问题吧。您是不是平时不怎么喜欢运动？您有没有每天定时排便的习惯？您平时是否非常努力地用力屏大便，却仍然感到排便困难？您有没有一边上厕所一边看报纸或手机的习惯，而这个习惯让大便时间特别长？您吃饭是不是重口味，无辣不欢？您日常的饮食是否

　　　　　　　　　　　　　　　　　全科医生话你知

经常有笋、魔芋、燕麦、芹菜、茭白、胡萝卜之类富含纤维素的食物？

俗话说十人九痔，痔疮发病率确实很高，任何年龄都有发病可能，且痔疮发病率随年龄而增高。便秘是痔的重大诱因，长期便秘，腹腔压力增高，会导致直肠下静脉曲张，痔的发病率就增高了；久坐和久站也容易造成痔血管的曲张；长期饮酒、爱吃辛辣刺激食物的人都容易发生痔。除此之外，孕妇由于腹腔压力高，也是痔的好发人群。

那么，一旦发生了痔疮，该怎么治疗呢？

那就要从痔疮严重程度分类说起。痔按严重程度可分为四度：一度最轻，指肛门周围摸不到肿块，但大便时可能会出血，大便后鲜血会自行止住；二度稍重一些，有时肛门周围可以摸到软软的肿块，有时痔可以自动回复到肛门内；三度是指痔不会自动消失，需要用手帮助还纳进肛门；四度是用手无法还纳，痔核仍然脱出肛门外。

一度、二度的痔疮首选药物治疗。痔疮栓、痔疮膏能够帮助消肿止痛，收敛止血。生活方式上，避免进食辛辣刺激食物，少饮酒或戒酒，适当增加竹笋、胡萝卜、魔芋、豆类、粗粮等的摄入以促进肠道蠕动；避免久坐、久站；养成每天定时排便习惯，专心排便，改变一边排便，一边看书、看报、看手机的习惯。温水坐浴能够促进肛门周围的血液循环，并能清洁肛门，消除肿胀，建议痔疮患者每日大便后行温水坐浴：准备干净的坐浴盆，倒入温水，水温以手背不感到烫为宜，坐浴 10 ～ 15 分钟。如因肛门疼痛不敢大便，可以先坐浴再大便，然后更换干净的温水再次坐浴。对于反复脱出的三度和四度的痔，如上述疗法不见效，就要到肛肠科请专业医生评估是否有必要进行外科手术。

希望您能重视肛门健康，远离痔疮烦恼。

得了胆囊结石，您要当心

胆囊结石是一种常见慢性疾病。据报道，我国慢性胆囊炎、胆结石患病率为16%，约占所有良性胆囊疾病的75%。胆囊结石发病高峰在50岁左右，50岁以上接受手术治疗者占患病人群的33%。一般来说，慢性胆囊炎、胆囊结石患者的预后良好，然而，有1%～3%的胆囊结石患者会发生胆囊癌。所以，胆囊结石这种疾病要引起重视。

得了胆囊结石，该怎样治疗呢？什么样的结石需要手术？大家都非常关心这个问题。对无腹痛、腹胀等不适症状的胆囊结石患者，定期随访观察就可以了；对有腹胀不适的慢性胆囊炎、胆囊结石患者，可予清淡饮食，并辅以利胆药物治疗；而对于反复急性腹痛发作的胆囊结石患者，则要考虑手术治疗。此外，对胆囊结石急性发作，胆汁反流入胰管导致的胆源性胰腺炎，或胆囊结石大于3厘米、胆囊壁厚度大于4毫米、胆囊壁发生广泛钙化的所谓

"瓷胆囊"，胆囊收缩功能差且合并胆囊小结石的患者，建议行预防性胆囊切除，以避免可能出现的急性并发症如急性胆管炎、急性胆囊炎、胆总管结石梗阻。

很多患者会担心，胆囊切除了，胆汁会不会消失？事实上，胆汁是由肝脏分泌的，胆囊并不是分泌胆汁的器官，而是储存、浓缩胆汁的器官。胆囊切除后，肝脏还会照常分泌胆汁，只是分泌的胆汁失去了胆囊这样一个储存浓缩的器官，较稀的胆汁不能很好地分解脂肪，所以胆囊切除后的患者如果进食油腻食物容易出现腹泻。许多患者担心的胆囊腺肌症是一种良性的以腺体和肌层增生所导致的胆囊疾病，有一小部分可能会恶变，一经发现，应及时进行胆囊切除。胆囊炎、胆囊结石反复发作可能形成胆囊息肉，如果 B 超检查发现是单个胆囊息肉，且息肉在短期内迅速增长或长度超过 1 厘米，建议尽早切除胆囊。

研究表明，胆囊结石的发病与饮食及肥胖有关。建议有胆结石的患者尽量选择水煮食物，少吃煎炸食物。此外，不吃早饭可能会引起胆囊结石，早饭能够促进胆囊内经过一昼夜浓缩的胆汁排泄到肠道，而胆囊定期规律性的排空可有效预防结石发生。吃早餐能够降低胆结石发生的风险。另外，适当的运动能帮助我们控制体重，对胆囊结石的预防有一定帮助。建议大家养成运动的好习惯。

别让前列腺增生影响您的生活

50 岁过后，中老年男性朋友可能会发现小便的次数比以前多了，晚上不再是一觉睡到大天亮，而是迷迷糊糊中总要起来解几次小便；排尿也变得很费劲，每次尿流细而无力，断断续续，排尿时间延长，有尿不尽的感觉……以上这些情况或多或少地影响了人们的正常生活。随着年龄的增长，这些情况日渐加重，乃至发展到来不及赶到厕所，小便就不受控制流出；在受凉、饮酒、劳累后，排尿困难更加明显，必须用很大劲才能解出尿液，甚至于想尿却一滴尿也解不出来，下腹胀痛难忍，常常需要到急诊请泌尿科大夫插导尿管才能解决问题。

这些问题极大地影响了众多中老年人的生活质量。造成这些问题的元凶是谁？是前列腺发生了增生性改变导致的。前列腺增生又叫良性前列腺增生，我国 60 岁以上男性人群中，患有前列腺增生的占 50% 以上，80 岁以上者高达 83%，因此，前列腺增生应当引起广大男性朋友的重视。

为什么前列腺增生会出现这么多排尿方面的问题呢？

前列腺包绕着尿道，前列腺的增生一方面压迫着男性的尿道，使尿道受压变窄、变形，尿道阻力增加，从而出现排尿困难、小便分叉、排尿不尽等症状。随着膀胱压力的增加，就会出现膀胱逼尿肌肥厚，逼尿肌的不稳定会导致尿频、尿急及尿失禁；如果膀胱压力长期持续增高，在饮酒、着凉、劳累后逼尿肌没有办法正常工作，就有可能造成尿潴留。

除了以上问题，前列腺增生还对我们的健康有哪些危害呢？

前列腺增生可能会造成反复的血尿、尿路感染，伴发尿路结石，而尿路梗阻也与肾脏积水、肾功能损害存在一定关系。长期排尿困难可导致腹内压增高，可引起疝气、内痔与脱肛等疾病。切不能忽视前列腺增生发生。

对前列腺增生疾病有一定了解后，大家都很想知道该如何进行治疗。首先，在日常生活中，需要避免或减少咖啡因、酒精和辛辣、刺激性食物的摄入，避免久坐。必要时，可寻求泌尿科医生的帮助，接受医生对病史的询问，经直肠指检和超声检查以明确前列腺的大小、质地和残余尿量的多少，对病情严重程度进行评估，针对性地拟定具体治疗方案。如患者常常合并其他全身性疾病同时使用多种药物，应充分了解和评价合并用药的情况，以免加剧排尿困难。

别拿腰痛不当回事

腰痛是临床上极为常见的症状。国外资料显示，60%～80%的人一生当中都会有腰痛的经历，而且随着年龄的增长，腰痛的发生更为普遍。相当一部分人，一旦腰痛发作就以为是腰肌劳损不当回事，贴上几张止痛膏药或吃些止痛药就应付过去了。殊不知引起腰痛的原因各式各样，有时候腰痛可能是某些内脏病变的一个表现。

消化系统疾病：

当某些胃、十二指肠溃疡发生后壁慢性穿孔时，胃肠内容物经过穿孔部位流出，累及脊柱周围组织和后腹膜，导致腰背肌肉痉挛而出现腰背疼痛。十二指肠球后溃疡则可引起放射性腰背部疼痛。消化道溃疡引起的腰背部疼痛，多伴有与饥饿或进食相关的腹痛，并可有反酸、嗳气等症状伴随。

急性胰腺炎时，疼痛常向左侧腰背部呈带状放射，此时如果取弯腰、双手抱膝的体位可减轻疼痛。胰腺炎除腹痛及腰背痛之外，可伴有发热、呕吐等伴随症状。若胰腺发生肿瘤，到晚期病变侵及腹腔神经丛，常有持续难忍的腰背部放射痛，患者往往无法平卧，彻夜不能入眠，若取屈曲坐位时可略感舒适。

泌尿系统疾病：

肾脏发生炎症时，由于肾包膜张力增加及炎症刺激后腹膜，出现单侧或双侧腰部酸痛或钝痛，并有明显的腰部压痛和叩痛，可伴有发热、尿频、尿急、尿痛等症状。

肾结石所致的腰痛为钝痛，常于活动后出现，当发生尿路梗阻时则表现为阵发性、剧烈难忍、辗转不安的疼痛，小便时可见血尿。

肾癌所致的腰痛多数为钝痛，较局限，常由于肿瘤生长过程中牵拉肾包膜所致，肿瘤侵犯邻近脏器和腰肌时疼痛较重且为持续性。

肾下垂多发生在瘦高体型的女性，腰痛呈钝痛或牵拉痛，久坐、久站或行走时加重，平卧后消失。

对于女性来讲，有些妇科疾病也会引起腰痛。

发生腰痛时，应及时到医院就诊，及早明确病因并治疗。

膝盖酸疼须防膝关节滑膜炎

如今越来越多的人意识到维持健康体魄的重要性，加入到锻炼的队伍，养成了定期锻炼的好习惯。部分人锻炼后，偶尔发现膝盖酸疼的症状，还以为是运动强度太大引起的，其实这些膝盖酸疼的症状往往是膝关节滑膜炎的早期表现。

多数膝关节滑膜炎在各种膝关节损伤情况下并发，而膝关节滑膜炎多继发于膝关节的骨关节炎。关节疼痛、关节腔积液、关节活动及下蹲困难是此病的主要临床表现。

正常的膝关节腔里怎么会有积液呢？膝关节滑膜是包绕在膝关节周围的一层膜性组织，它不仅可以保护关节，还会产生关节液，为关节的活动提供"润滑剂"。关节液的产生和吸收是一个动态平衡的过程，当关节液的产生多于吸收时，便会出现关节腔积液。

膝关节滑膜炎的患者多数有以下表现：

患侧肢体沉重、无力感，做什么事都使不上劲。

早晨起床时患侧膝关节僵硬无法动弹，活动后症状有所减轻，但剧烈运动或久站久坐后，症状又加重。

做下蹲动作困难，膝关节活动受限，并可能伴随膝关节肿胀、关节腔有积液的情况。

如出现上述症状，请及时到医院明确诊断。一旦诊断为膝关节滑膜炎，除了医生的治疗措施之外，在平时生活中一定要注意以下几点：

尽量减少登山、爬楼梯等膝部负重及屈伸的运动，以免加重损伤。

膝关节腔有积液的患者要经常伸直并抬高下肢，这样的锻炼有利于关节腔积液的吸收。

注意膝关节局部保暖。

避免久坐或久站。

拿什么拯救膝关节

俗话说，人老先老腿。因关节问题往骨科门诊、针灸诊室、康复理疗室求诊的中老年人渐渐多了起来，好多朋友苦恼不堪，不管是上下楼梯，还是走在路上，或是挺直身体站着，膝关节的疼痛就是停不下来。那该怎样拯救我们的膝关节呢？

我们需要做到以下几点：首先，对于存在明显症状的膝关节炎患者，建议做一些力所能及的锻炼，包括慢速游泳、贴墙半蹲之类低强度的有氧运动及坐位抬腿（坐在椅子上，挺直背部，将右脚往上抬，脚尖朝身体方向勾进来，停留约 15 秒后换左脚练习，每天重复 5 次）等能够训练股四头肌、小腿肌肉的肌肉力量锻炼，通过强化下肢肌肉力量来帮助减轻关节的负担。要注意的是，进行这些锻炼之前一定要充分热身。老年人运动要量力而行，过猛的话可能会适得其反，可咨询康复科医师制定适合自己的锻炼计划。计算自己的体质指数（体重 kg ÷ 身高 m²），如果超过 24，那么建议您控制体重，体重过重会让膝盖承担过重负担，增加膝关节磨损的风险。膝关节保暖也是不容小视的，尤其夏天，空调房里需要注意膝关节的保暖，尽量穿长裤。冬天寒冷时，可佩戴护膝帮助膝关节保暖。

另外，尽量避免损伤膝盖的运动，比如爬山、上下楼梯等运动。年纪大了，尽量选择楼层低一点的住宅，或者有电梯的住宅，以减少因爬楼梯而造成的膝关节磨损。另外，盐酸氨基葡萄糖、温灸、伤药外敷等疗法对膝关节疼痛有一定疗效。对于疼痛严重的骨关节炎患者，止痛药能够帮助减轻疼痛，可在医生建议下口服或关节局部使用止痛药物，减少疼痛带来的不适。对严重的膝骨关节炎患者，透明质酸关节腔注射可能会帮助暂时缓解不适的症状，但一定要前往正规医院，寻求专业医生帮助。

当心皮肤黑色素瘤

皮肤除了维护我们的形象之外，还是我们身体的保护伞，保护我们身体免受外界各种各样的损伤。随着年龄增长，新陈代谢减慢，内分泌发生改变，压力、偏食、睡眠障碍，再加上过多、过强的紫外线照射，色斑、皱纹悄然而至；更为严重的是皮肤癌、黑色素瘤已成为不容忽视的隐形杀手。今天，我们先来谈一谈黑色素瘤。

黑色素瘤近年来已成为发病率增长最快的恶性肿瘤之一。我国皮肤黑色素瘤发病率排名东亚国家第五位。2011年全国新发病例 6505 例，死亡病例 2660 例。这足以说明，黑色素瘤应当引起我们重视。黑色素瘤男女发病比例约 1.12∶1，其中大于 65 岁的老年患者占了 17.8%。研究结果提示，过度暴露在阳光下是黑色素瘤的明确原因之一，这是因为紫外线灼伤皮肤并诱导基因突变。肤色较浅、暴露在阳光或日光下易发红斑，易生雀斑，皮肤癌家族史、有大量痣的人群是皮肤黑色素瘤的高危人群。目前，原发部位位于足跟、手掌、指甲下等紫外线极少接触部位的皮肤黑色素瘤尚无明确病因。

研究表明，不恰当的处理如刀割、绳勒、盐腌、激光、冷冻等局部刺激，可能诱发某些痣的恶变和迅速生长。大部分黑色素瘤早期治疗有效，早期的黑色素瘤5年生存率为94%。细心观察皮肤的"警报"症状，能帮助我们在早期就发现问题，及早做出明确诊断和处理。首先我们需要仔细检查暴露在日光的部位，比如颈部、面部、手背的皮肤，但也不能忽略身体其他部位，因为黑色素瘤可以出现在身体的任何部位。对于新出现的痣或原来就有的痣，观察它们是否出现不对称的现象；是否出现边界不清，边缘呈锯齿状或不规则形态；是否颜色短期内加深，或呈淡蓝色；是否短期内迅速增大，直径大于6毫米；是否短期内显著增厚，高出皮面，表面高低不平；是否出现破溃、出血、疼痛或瘙痒。如果出现这些征象，需要尽快至皮肤科就诊，请有经验的医生明确诊断。

对于黑色素瘤，预防胜于治疗。艳阳高照的日子，出门时记得打遮阳伞或戴遮阳帽，避免阳光的暴晒对皮肤造成的伤害。有些朋友会问，使用防晒霜是不是就可以不用穿遮阳衣物、打遮阳伞或戴遮阳帽了？实验研究表明，防晒霜结合遮阳伞、遮阳帽等物理防护措施，会取得更好的效果。此外，对于上述的"可疑痣"，我们需要尽早寻求专科医生评估。让我们一起做好防护措施，关注皮肤健康。

留意不痛不痒的颈部肿块

　　颈部虽然体积不大，但是包含着咽、喉、气管、食管、甲状腺等重要器官和许多重要的血管、神经。有些人无意中发现自己颈部有个肿块，由于没有任何不舒服症状，就不当回事，结果延误了治疗，追悔莫及。故对颈部肿块一定要有足够认识。

　　颈部肿块的病因来源于先天性发育异常、特异或非特异性炎症以及原发或转移性肿瘤。20%的病因为炎症，主要见于急、慢性淋巴结炎，淋巴结结核等，属于良性病变，另外80%的病源于肿瘤，又可细分为良性肿瘤和恶性肿瘤。颈部肿瘤仅有一小部分为良性肿瘤如脂肪瘤，恶性肿瘤在颈部肿瘤中约占80%。在颈部恶性肿瘤中，少部分为颈部原发恶性肿瘤，绝大部分来源于全身其他部位恶性肿瘤的转移，尤其是头面部恶性肿瘤的转移。

　　那怎样来初步判断颈部肿块的性质呢？如颈部肿块质

地较软，表面比较光滑，可以推动，肿块生长缓慢，则大多为良性肿块；若肿块形状不规则，表面高低不平、没有触痛，质地较硬，无法推动，且生长迅速，或伴有持续性声音嘶哑、发音困难、吞咽困难、呼吸困难等症状，或既往曾有接受颈部放射线治疗史者，则以恶性肿块为多。

所以，颈部肿块要留意。发现颈部有肿块，千万不能掉以轻心，一定要及时到医院就诊。

后　记

　　我所供职的复旦大学附属中山医院全科医学科创立于1994年，是全国最早在三级医院建立的全科医学科，也是最早面向全国开展全科培训的单位，在国内处于领先水平。

　　全科医学是临床二级学科，涉及内、外、妇、儿等各个领域。所谓全科医生，是对个人、家庭和社区提供基层医疗保健服务，进行生命全过程、全方位管理的医生。全科医生的服务涵盖不同性别、年龄及生理、心理、社会各方面的健康问题。全科医生的工作内容不仅是治疗疾病，更重要的是在人由健康向疾病转化的过程中、疾病发生的早期（无症状时）主动予以关注，通过各种手段预防疾病。全科医生是综合程度较高的医学人才，知识面宽广，以维护和促进健康为目标，提供综合、连续、优质、经济有效，集预防、医疗、保健、康复一体化的医疗保健服务。国外的全科医生能解决社区居民 80% 以上的健康问题。全科医生的称谓最早来自美洲大陆的通科医生，是能够处理内、外、妇、儿各科疾病的多面手。随着时代的发展，欧洲目前仍保留全科医生称谓，而美洲，全科医生的称谓被改成了家庭医生。其实，全科医生和家庭医生是一回事。需要说明的是，家庭医生并不是大家眼中只为有钱人服务的、在患者生病时到他家里提供医疗服务的私人医生。家庭医生名称的由来，在于这些医生除了关注个体外，还关注他的家庭对他健康的影响。

2010 年起，我在《家庭医生报》发表科普文章。一开始是有空时试着写写，后来越写越有兴趣，至今陆续发表了近 80 篇。文章主题并不局限于某一个疾病，而是涉及中老年健康的各个方面，围绕老百姓常见的健康问题进行。2014 年起，我担任上海交通广播电台"健康小语"栏目每周的特邀嘉宾，为听众现场答疑解惑，传播健康知识；还参加上海人民广播电台"活到 100 岁"栏目中《如何更好地发现自己的健康问题》《看病挂号有学问，智慧病人看病六法宝》的录制，上海电视台纪实频道"健康体检"、IPTV 网络电视"实验室报告的解读""儿童疫苗的知识"的摄制，以及新民晚报社区健康大讲堂的演讲等科普宣传活动，乐在其中。

2017年上半年，我有缘结识了陈颖女士。在她的鼓励下，我把多年来在《家庭医生报》发表的科普文章进行整理、编排，最终得以成书，在此表达我由衷的感激之情。希望更多的读者看到这些文字，从中有所得，更为关注自己的健康，切实改善自己的生活方式，无病防病。作为一名全科医生，全面呵护民众健康是我不懈的追求。

图书在版编目 (CIP) 数据

全科医生话你知 / 王健著.—上海：文汇出版社，2018.11
ISBN 978-7-5496-2708-0

Ⅰ.①全… Ⅱ.①王… Ⅲ.①家庭医学－普及读物
Ⅳ.① R499-49

中国版本图书馆 CIP 数据核字 (2018) 第 202155 号

全科医生话你知

著　　者　王　健
策　　划　朱耀华
责任编辑　徐曙蕾
特约编辑　王　册　甫跃辉
装帧设计　周　丹

出版发行　　文匯出版社
　　　　　　上海市威海路755号
　　　　　　（邮政编码200041）

照　　排　南京理工出版信息技术有限公司
印刷装订　上海颛辉印刷厂印刷
版　　次　2018年11月第1版
印　　次　2018年11月第1次印刷
开　　本　889×1194　1/32
字　　数　70千
印　　张　6.625
印　　数　1-2800

ISBN 978-7-5496-2708-0
定　　价　33.00元